뇌 훈련·간병 예방에 도움되는

쉬운 색칠 그림

봄·여름 꽃편

YASASHII NURIE HARU-NATSU NO HANA HEN
Supervised by Kikunori Shinohara, Illustrated by Takeemon Sato, Yasuko Ryu
Copyright © SEKAIBUNKA HOLDINGS INC., 2016
Originally published in Japan by SEKAIBUNKA HOLDINGS INC.
Korean translation rights arranged with SEKAIBUNKA Publishing Inc.
through Japan UNI Agency, Inc., Tokyo and Tony International, Seoul

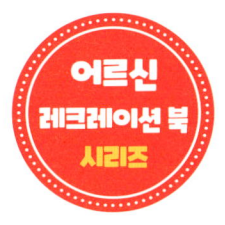

뇌 훈련·간병 예방에 도움되는

쉬운 색칠 그림

봄·여름 꽃편

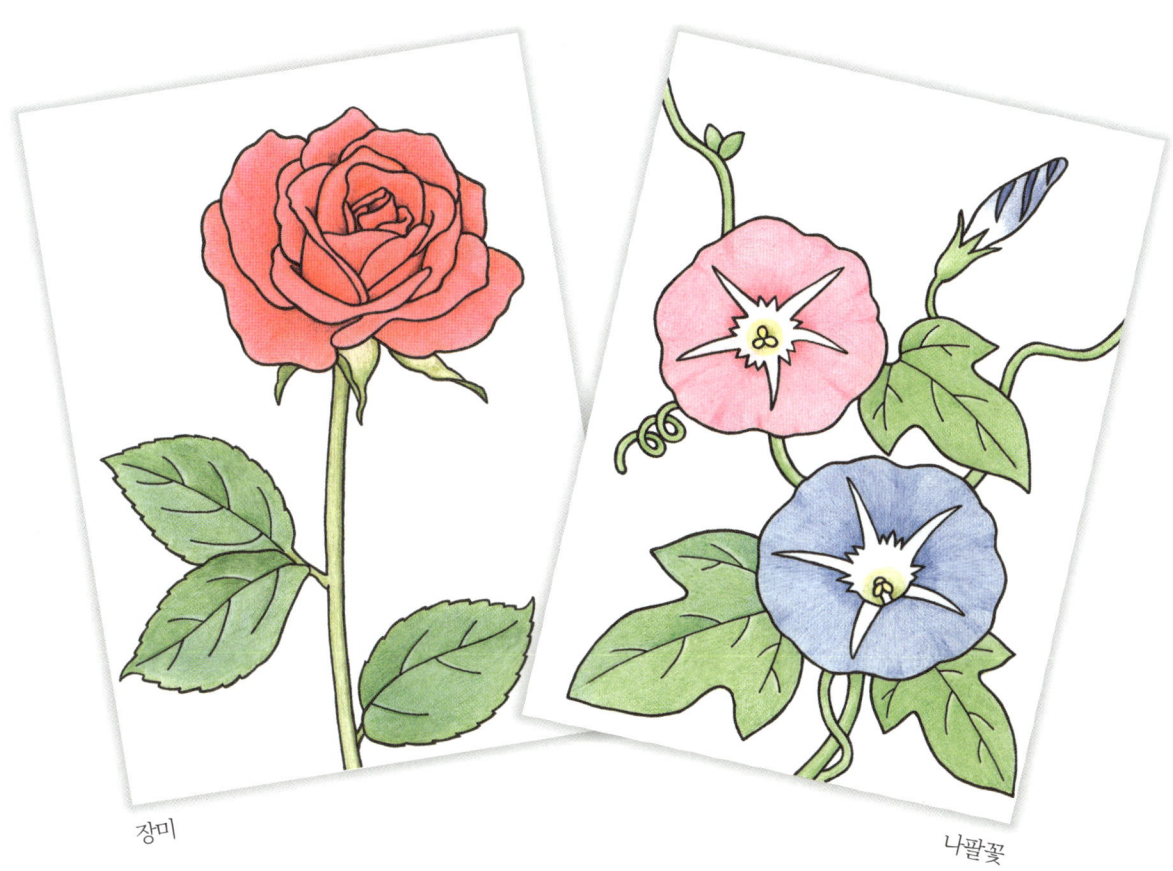

장미 나팔꽃

그림 색칠하기는 뇌를 활성화시킨다!

인간의 뇌는 나이와 상관없이 계속 성장할 수 있다는 것을 아십니까? 뇌를 단련시키면 더욱 활성화되고 그 기능이 좋아진다는 것은 이미 뇌 과학에서 증명되었습니다. 뇌 신경과학과 응용 건강과학에 해박한 시노하라 교수는 이렇게 말합니다.

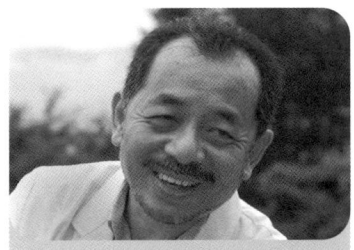

시노하라 키쿠노리(篠原菊紀)
- 스와 이과대학(公立諏訪東京理科大學) 정보 응용공학과 교수
- 나가노현 치노시(茅野市) 출신. 도쿄대, 동 대학원 교육학연구과 수료
- 어린이부터 고령자를 대상으로 뇌 훈련, 공부법, 인지기능 저하 예방, 업무능력 향상에 관해 저술 및 교재를 개발함.
- 저서 : 〈1일 10분! 성인 뇌 훈련 명작 따라 그리기〉, 〈뇌 활성화 드릴〉 시리즈, 〈바로 하는 뇌로 바꾸는 37가지 습관〉 등

■ 나이와 함께 향상되는 뇌가 있다!

'나이를 먹으면 뇌는 쇠퇴한다'고 생각하십니까? 하지만 나이를 먹을수록 좋아지는 뇌 부분도 있습니다. 지혜나 지식, 경험은 나이를 먹을수록 축적됩니다. 따라서 업무를 관리하고 사람을 다루는 능력은 나이를 먹을수록 향상됩니다.

기억력을 예로 들면, 새로 배운 것을 기억해내는 힘은 나이를 먹으면 저하됩니다. 하지만 기억한 것을 선택지 중에 고르는 힘은 젊은이나 고령자나 차이가 없습니다.

뇌는 몇 살이 되었든 성장합니다. 생각이 안 날 때 나이를 탓하며 포기하지 말고, 기억력은 좋아질 수 있다고 스스로 응원하고 노력해 봅시다.

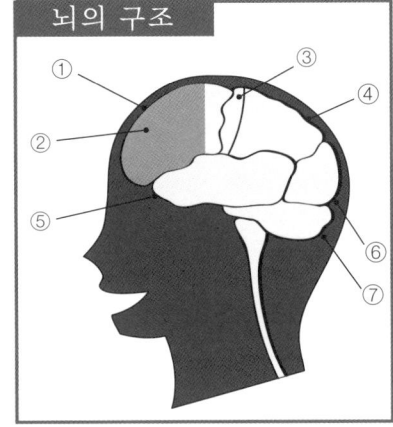

뇌의 구조

■ 뇌를 활기 있게 하는 네 가지 방법

① 머리를 제대로 사용한다 : 기억이나 정보를 일시적으로 유지하면서 어떤 작업을 행하는 워킹메모리(working memory)라는 기능을 훈련시키는 것이 중요합니다. 고령자라도 이 기능을 향상시키면 뇌의 힘을 전반적으로 키울 수 있습니다.

② 몸을 제대로 움직인다 : 유산소 운동이나 근육 운동을 늘립니다. 집에서 운동(근육 운동뿐 아니라 가사 포함)을 많이 하는 사람은 알츠하이머병에 잘 걸리지 않는다는 연구 결과도 있습니다.

③ 식사에 신경을 쓴다 : 생활습관병을 예방하고 치료하는데 효과적인 식사가 뇌를 지키고 훈련시키는 데 도움이 됩니다. 생선·야채·닭고기·과일 등을 많이 섭취하고 지방이 많은 음식은 자제하도록 합니다.

④ 사람들과 적극적으로 관계를 유지한다 : 사람과의 관계가 뇌를 지켜줍니다. 혼자 숨어 있지 말고 적극적으로 밖으로 나갑시다.

■ 그림 색칠하기로 뇌를 훈련시키자!

그림 색칠하기는 모양과 색상 등을 식별하는 후두엽을 활성화시킵니다. 그리고 그림 색칠하기에 동반되는 작업은 신체 컨트롤을 관장하는 선조체(線條體)와 소뇌 그리고 운동야(運動野)와 전두엽 등에 분포하는 계통을 단련시킵니다. 최근 연구에 따르면 뭔가 하려는 의욕은 선조체에 자리하고 있다는 것이 밝혀졌습니다. 뇌의 이 부분을 단련시키는 일은 능력을 높이는 것뿐만 아니라 의욕을 끌어모으는 것이 됩니다. 그림 색칠하기 작업을 통하여 뇌를 제대로 사용하고 이를 지속하는 것도 중요하며 뇌에 긍정적인 효과를 촉진합니다.

뇌의 기능

① 전두엽 : 사고·운동·언어를 담당한다.

② 전두전야(前頭前野) : 전두엽에 있는 부분으로 생각하는 일, 커뮤니케이션이나 감정 조절, 의사 결정, 행동의 억제, 주의나 의식을 관장한다. 퍼즐이나 그림 색칠하기 등을 하면 특히 활성화된다.

③ 체성감각야(體性感覺野) : 피부, 운동, 평형 감각을 담당하는 곳이다.

④ 두정엽 : 손발의 지각, 움직임의 지각, 계산을 할 때 작용한다.

⑤ 측두엽 : 청각, 인식, 의미·언어를 듣고 분간한다. 글자나 언어를 사용한 퀴즈로 언어 영역이 자극받는다.

⑥ 후두엽 : 시각, 이미지를 인식한다. 그림이나 도형을 주의 깊게 관찰하면 자극받는다.

⑦ 소뇌 : 운동 조절, 언어나 사고 등의 지적인 처리 작업에서 중요한 역할을 수행한다.

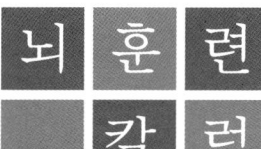

뇌에 관련된 이야기
- 시노하라 교수

> 아무것도 하지 않고 지낼 수 있는 시간?

여러분은 아무것도 안 하고 몇 시간이나 견딜 수 있을까요? 버지니아 대학의 윌슨 교수가 실험을 해봤습니다. 생각하는 것 이외에 아무것도 할 수 없는 방에 머물게 된 사람들은, 거기가 자기 방이든 모르는 방이든 6~15분 정도도 집중력을 유지하기가 어렵고 200명 중 절반 이상이 힘들었다고 대답했습니다.

'겨우 6분만에?'라고 생각하는 분들이 많을 겁니다. 또 다른 실험에서는 아무것도 하지 않는 그 시간을 벗어나기 위해 돈을 지불하고서라도 스스로에게 전기충격을 가하겠다는 사람이 남자는 67%, 여자는 25%나 있었다고 합니다(피실험자가 100 명 이하이긴 했지만).

사람은 아무것도 안 하기보다는 뭔가 하고 싶어합니다. 설사 그것이 부정적인 일일지라도 뭔가 하기를 원하는 것 같습니다. 전철에서 많은 사람들이 스마트폰을 만지고 있는 것도 아무것도 안 하는 것을 피하고 싶어서입니다.

심심풀이라는 것은 사실은 근원적인 욕구입니다. 게다가 자기 이야기를 하는 것은 남 이야기보다 보수계(報酬系 욕구가 충족될 때 뇌에서 쾌감을 느끼는 신경계)를 자극시킵니다. 그래서 심심하면 블로그나 SNS에 글이나 사진을 올리는 것 같습니다. 항상 뭔가 하지 않으면 직성이 풀리지 않는 우리 인류니까 이처럼 엄청난 문명을 이룬 것이 아닐까요?

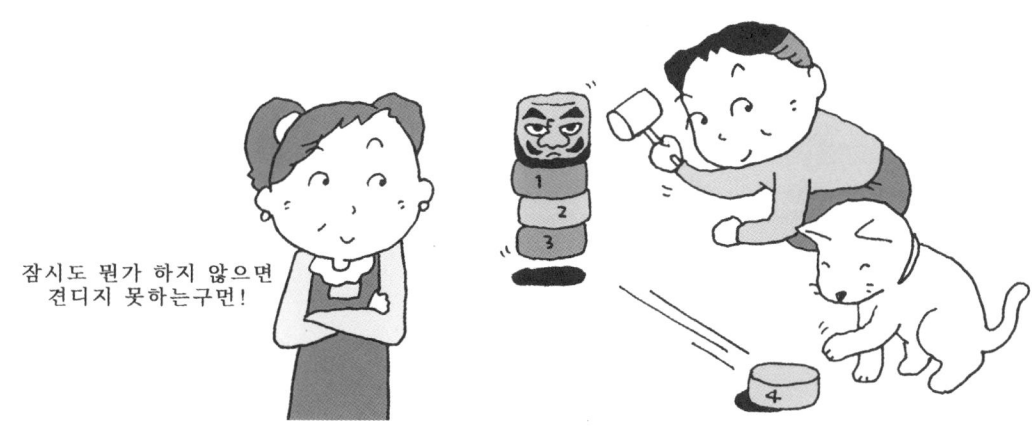

이 책의 특징

그림에 단지 색칠만 하는 것이 아니라 계절마다의 꽃을 즐기며 정경을 떠올리면서 색칠을 합시다. 이 책에는 뇌를 활성화시키는 다양한 장치가 숨어 있습니다.

1

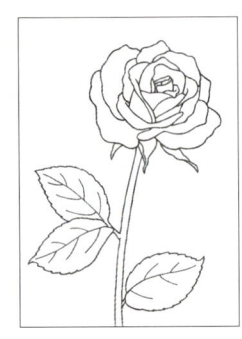

그림 색칠하기

- 마음에 드는 그림을 골라 색칠을 해 보세요.
- 봄·여름 개화 순서로 나오므로 처음부터 색칠을 해도 좋습니다.
- 복사해서 사용하면 여러 번 사용할 수 있습니다. 완성한 날짜와 이름을 적어놓으면 기념이 됩니다.

2

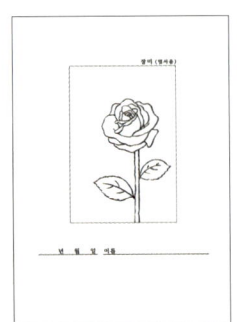

그림엽서 색칠하기

- 색칠을 하면 그대로 그림엽서가 되는 사이즈입니다. 짧은 글을 적어 봅시다.

3

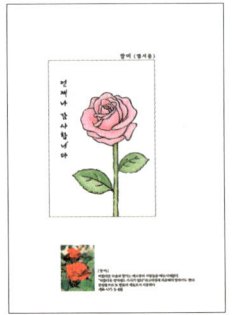

꽃 사진과 특징

- 해설과 사진을 첨부했고 꽃의 특징과 개화 시기, 읽을거리가 있어서 더욱 즐겁게 색칠할 수 있습니다.

4

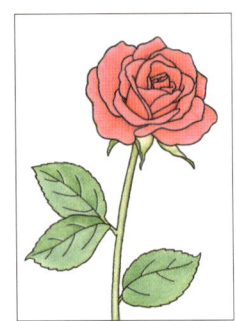

채색 견본

- 견본을 보고 똑같이 색칠하는 작업은 동시에 세부적으로 주의를 기울이므로 뇌가 활성화된다고 합니다. 견본을 보면서 색칠해 봅시다. 물론 자기만의 색깔로 칠해도 됩니다.
- 손쉽게 세밀한 부분도 칠하기 위해서 색연필을 권합니다. 이 책에서는 24색 색연필을 사용했습니다. 여러 가지 도구로 색칠하는 방법을 즐겨보십시오.

목차

감수자의 말 ·4

뇌에 관련된 이야기 ·5

이 책의 특징 ·6

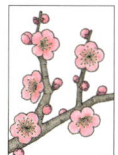
매화
·
8

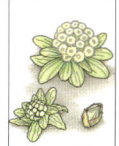
머위
·
12

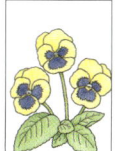
팬지
·
16

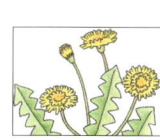
민들레
·
20

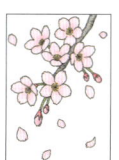
벚꽃
·
24

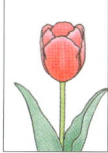
튤립
·
28

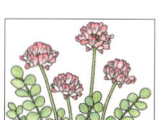
자운영
·
32

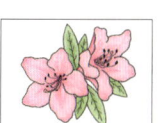
진달래
·
36

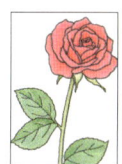
장미
·
40

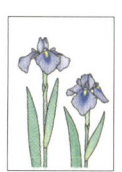
꽃창포
·
44

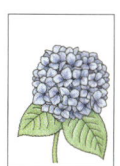
수국
·
48

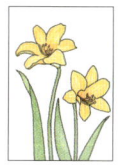
원추리
·
52

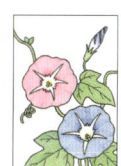
나팔꽃
·
56

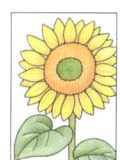
해바라기
·
60

그림편지 ·64

캘린더 ·65

매화

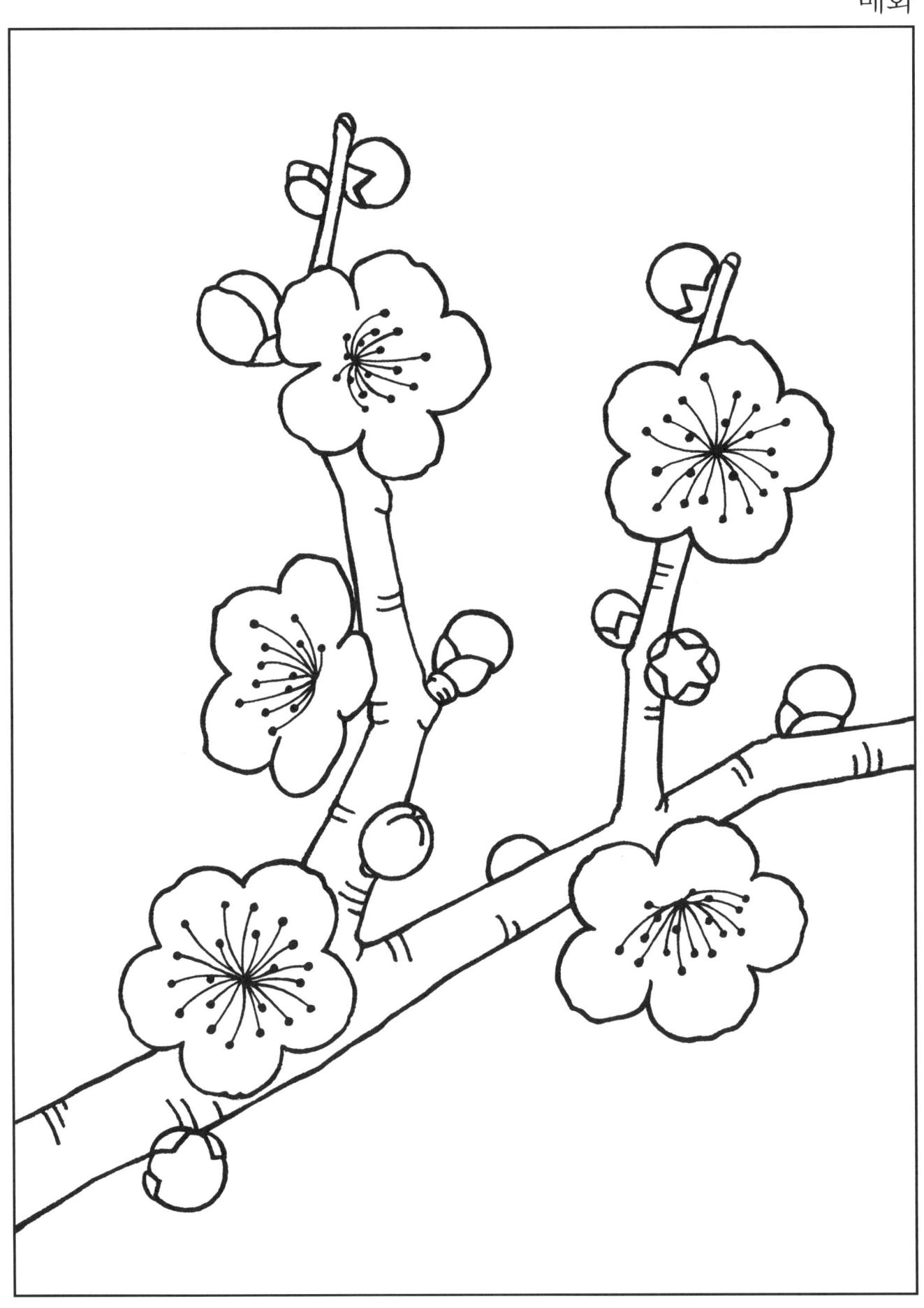

년   월   일   이름

매화 (엽서용)

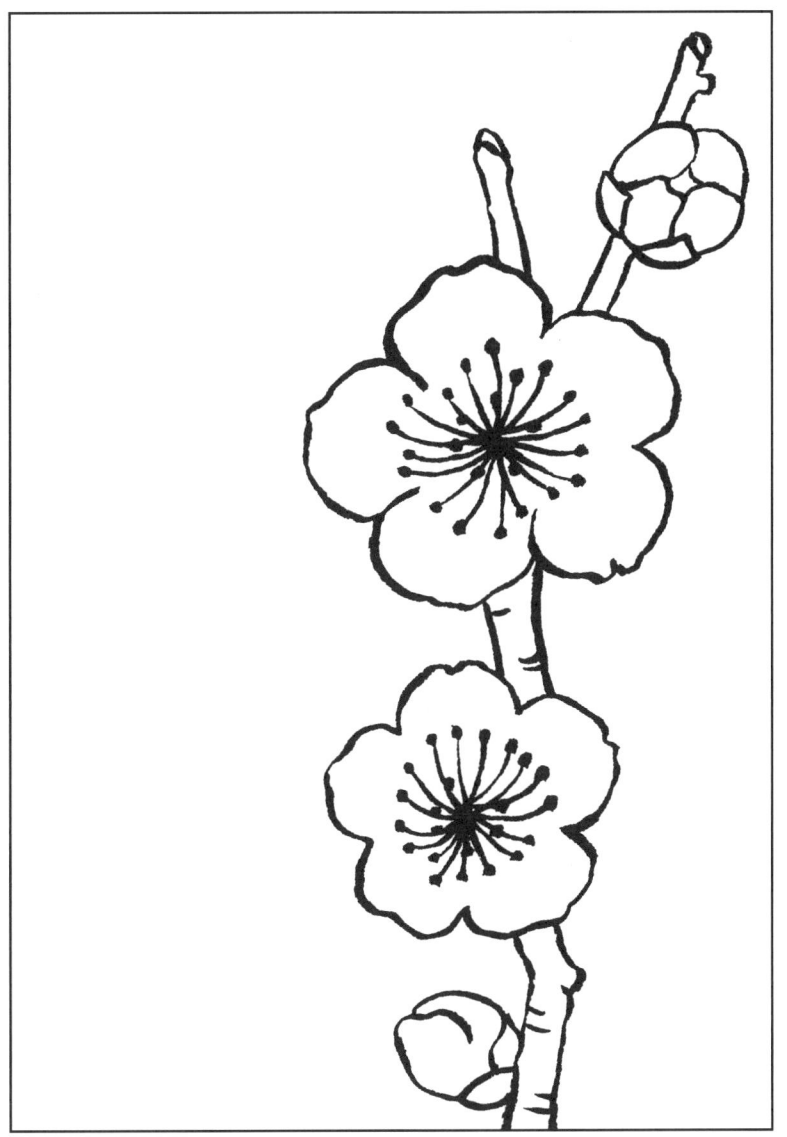

년   월   일   이름

매화

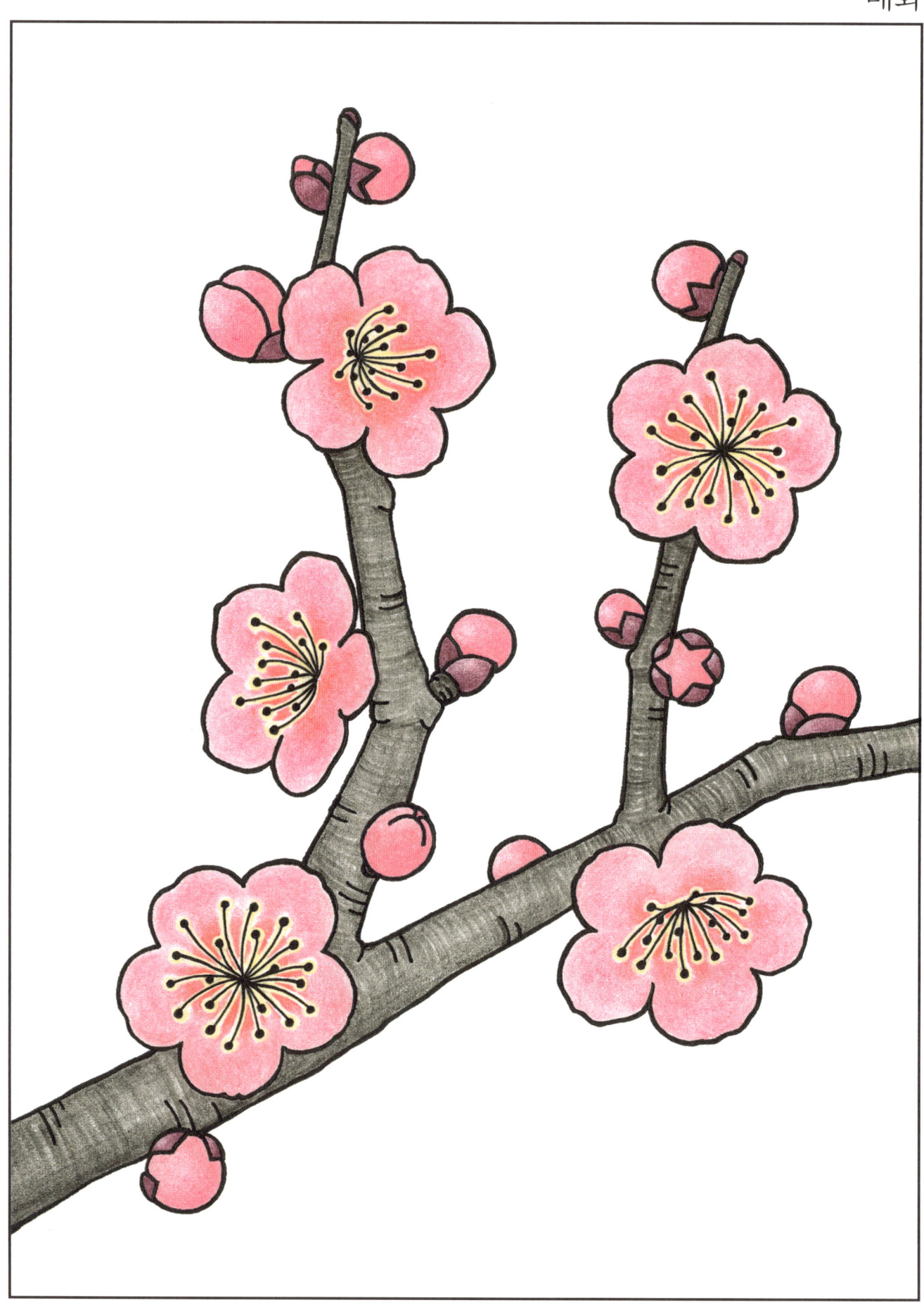

매화 (엽서용)

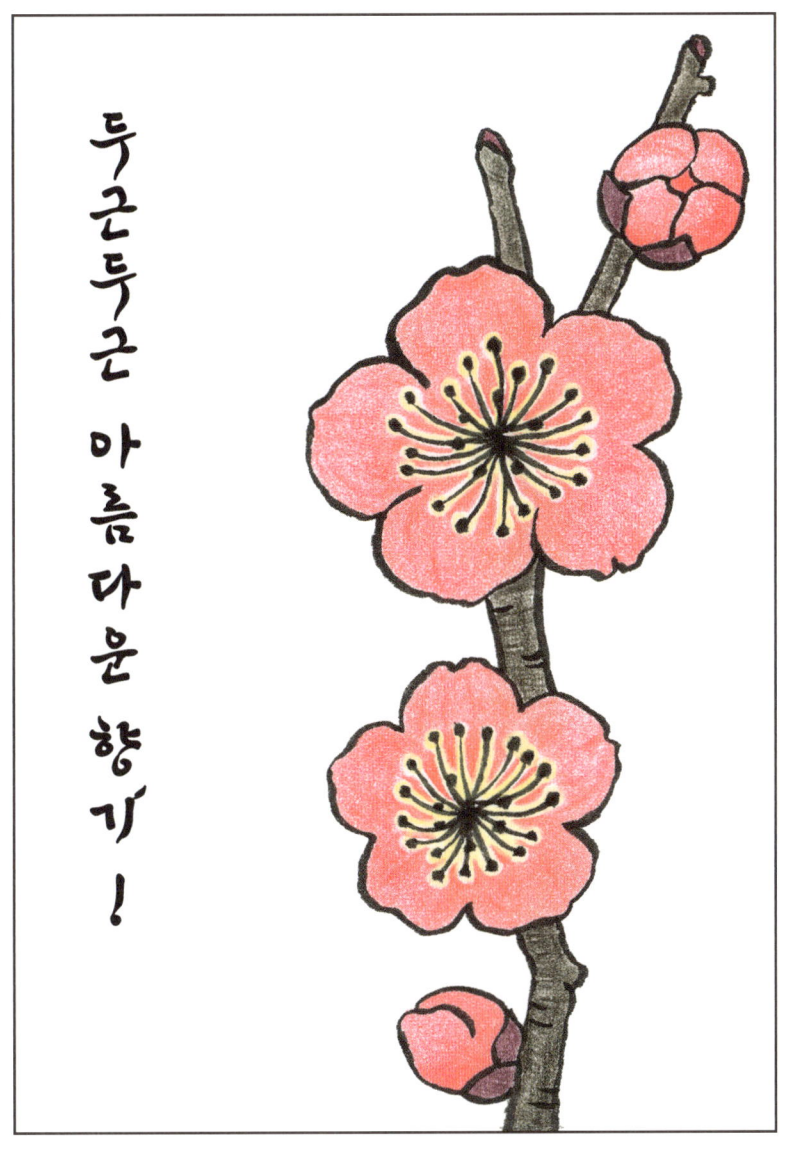

두근두근 아름다운 향기!

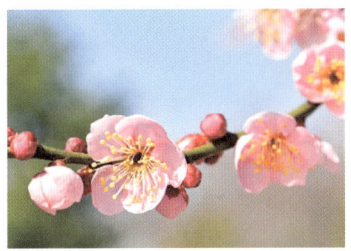

매화
봄을 알리는 꽃, 매화는 예로부터 4군자의 첫글자로 익숙하다. 옛사람들은 추운 계절에 피는 꽃을 보고 굳은 기개를 느낀 것 같다. 한중일 3국 모두 매화를 좋아했는데 김홍도도 매화 그림을 많이 남겼다.
개화 시기:3월

머위

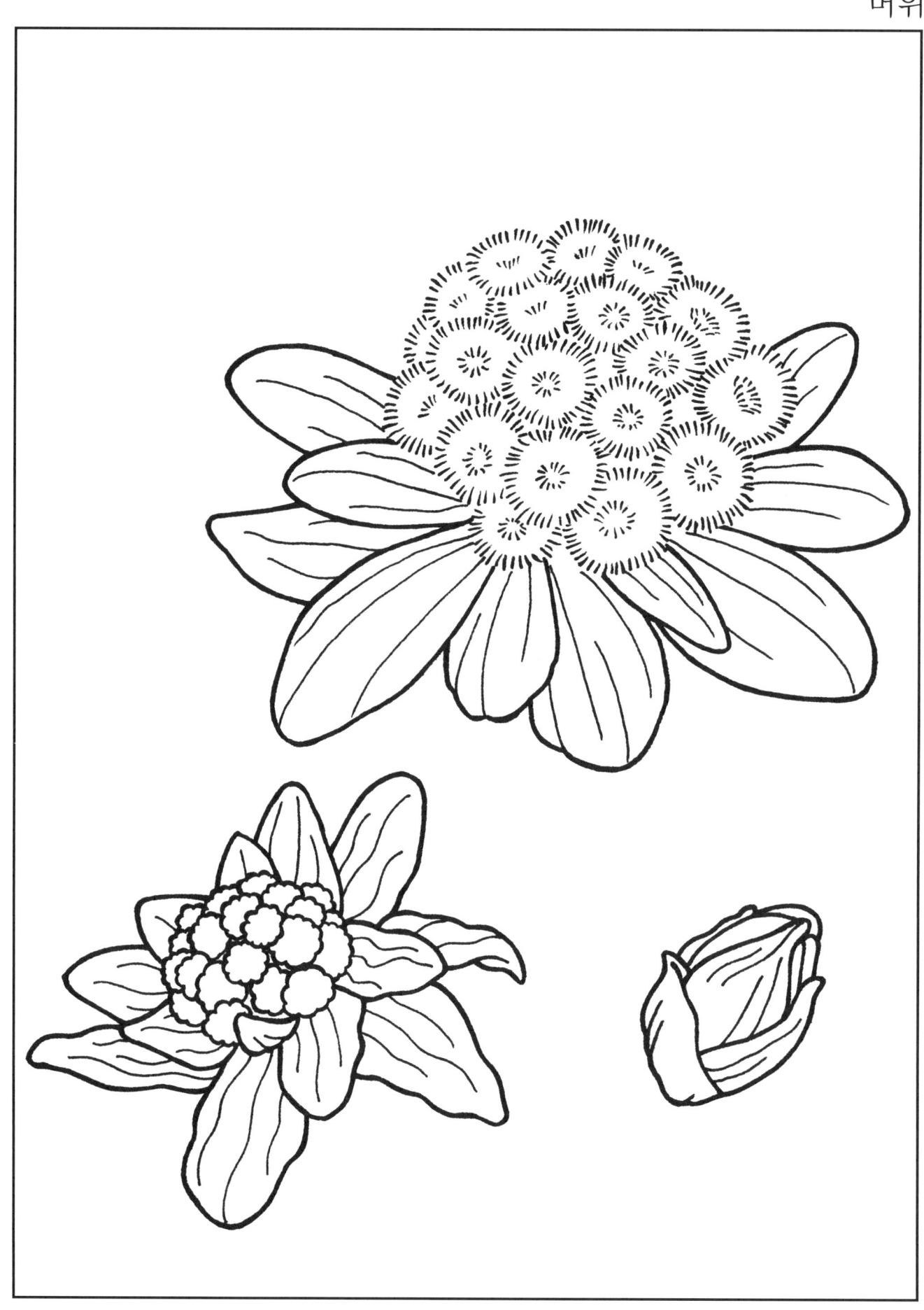

___년 ___월 ___일   이름 _____

머위 (엽서용)

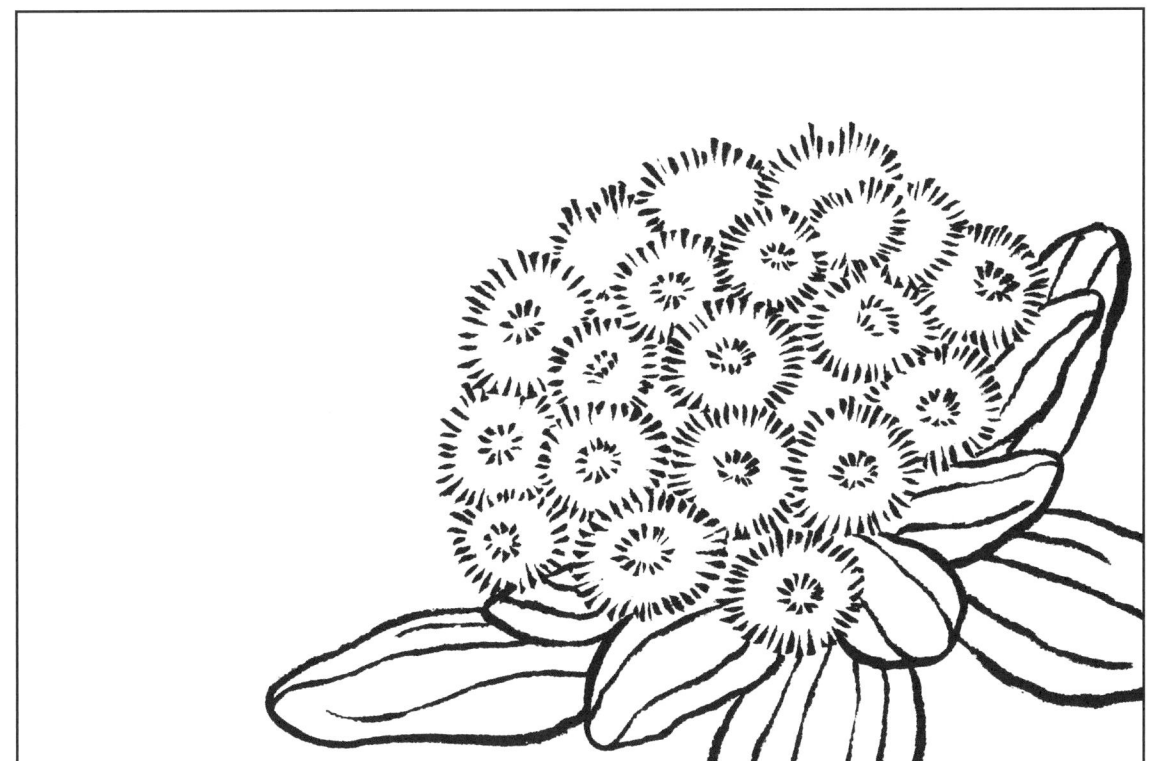

_____   년   월   일   이름 _____

머위

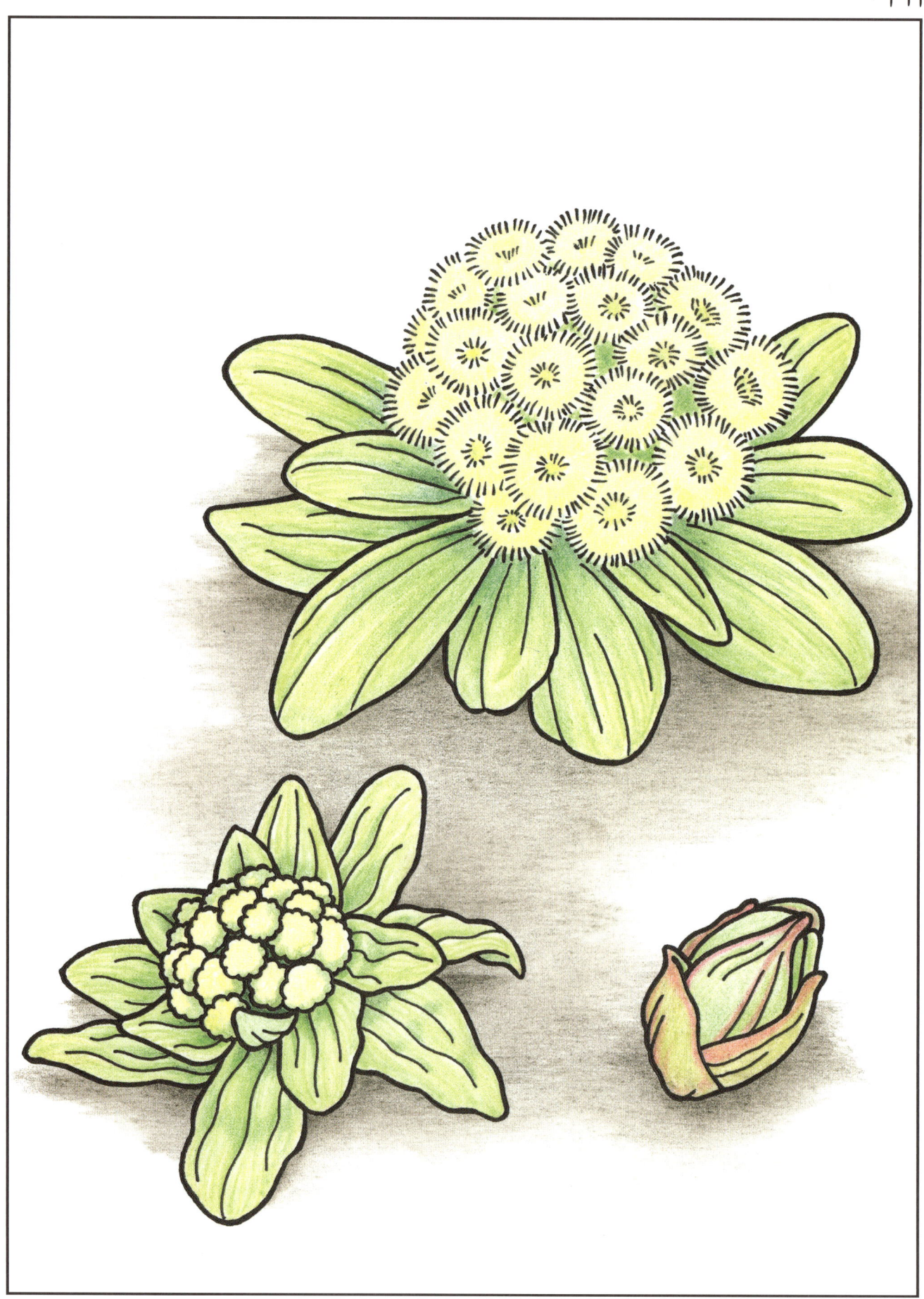

머위 (엽서용)

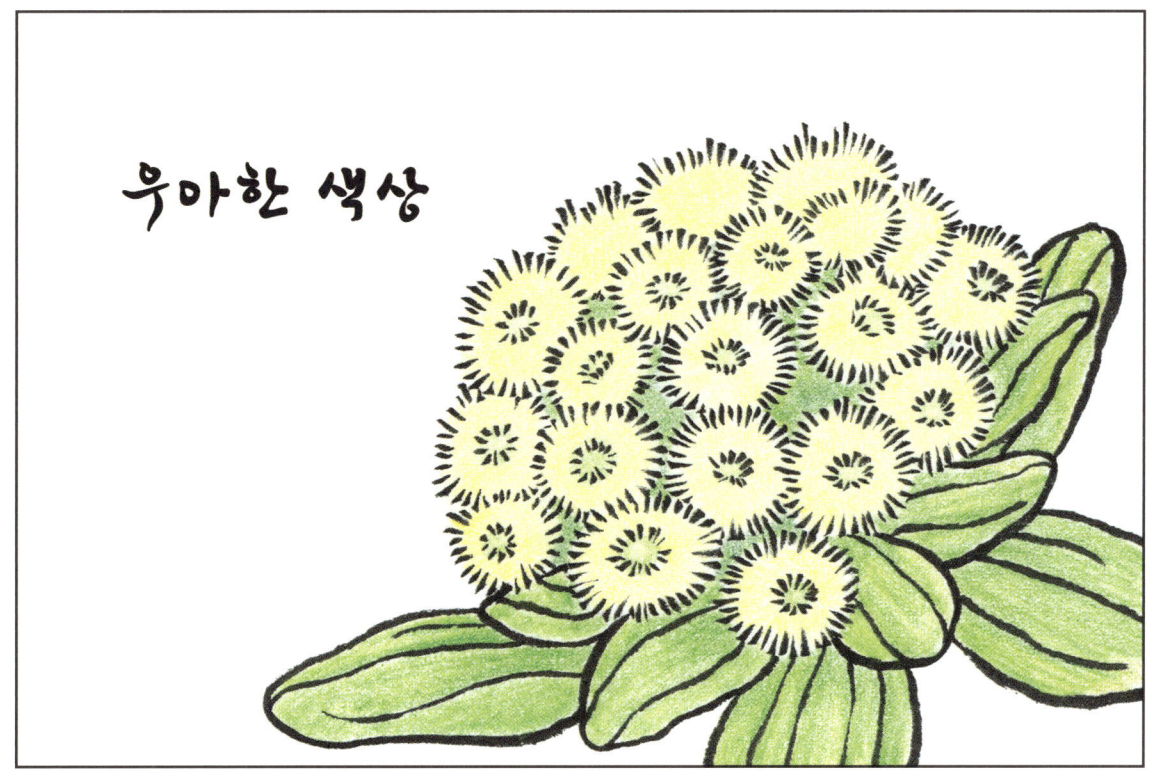

우아한 색상

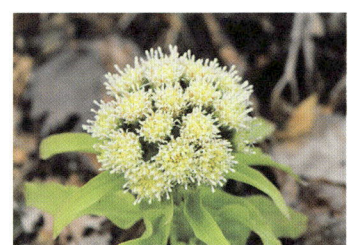

머위
밭에서 재배하기보다는 들판이나 농가 주변에서 자란다. 습하고 그늘진 곳을 좋아한다. 잎은 나물이나 국거리로 먹는데 호흡기, 소화기, 비뇨기 질환에 효능이 있다.
개화 시기: 3~4월

팬지

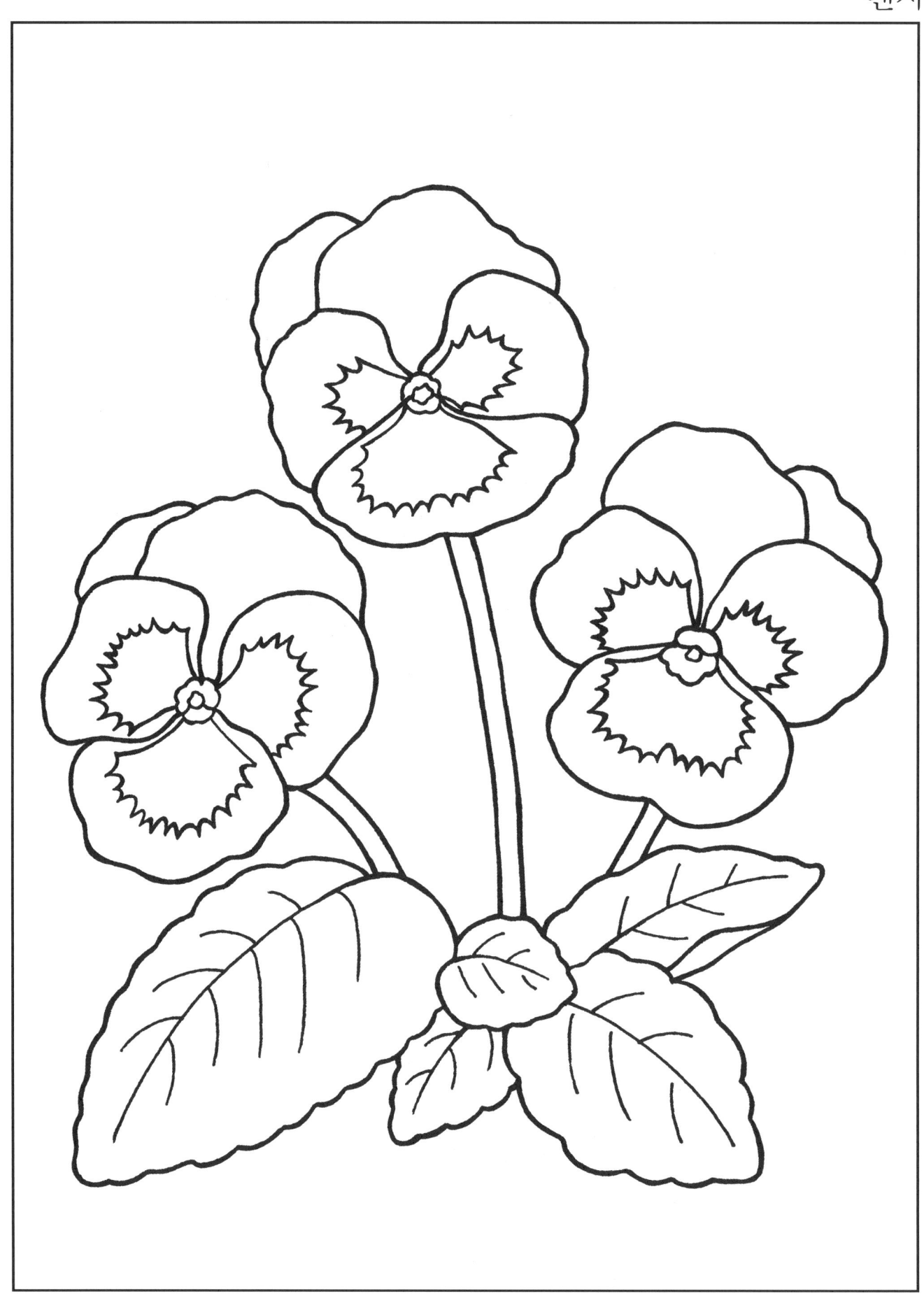

년 월 일   이름

팬지 (엽서용)

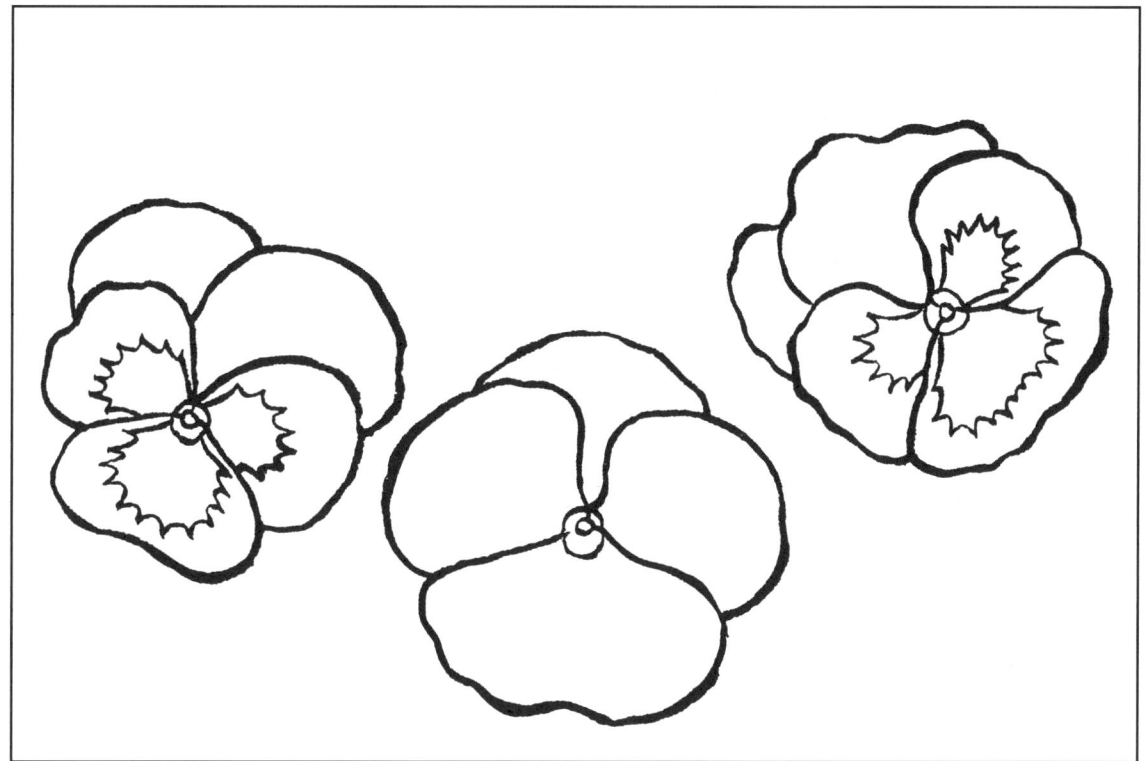

　　　　　년　　월　　일　　이름

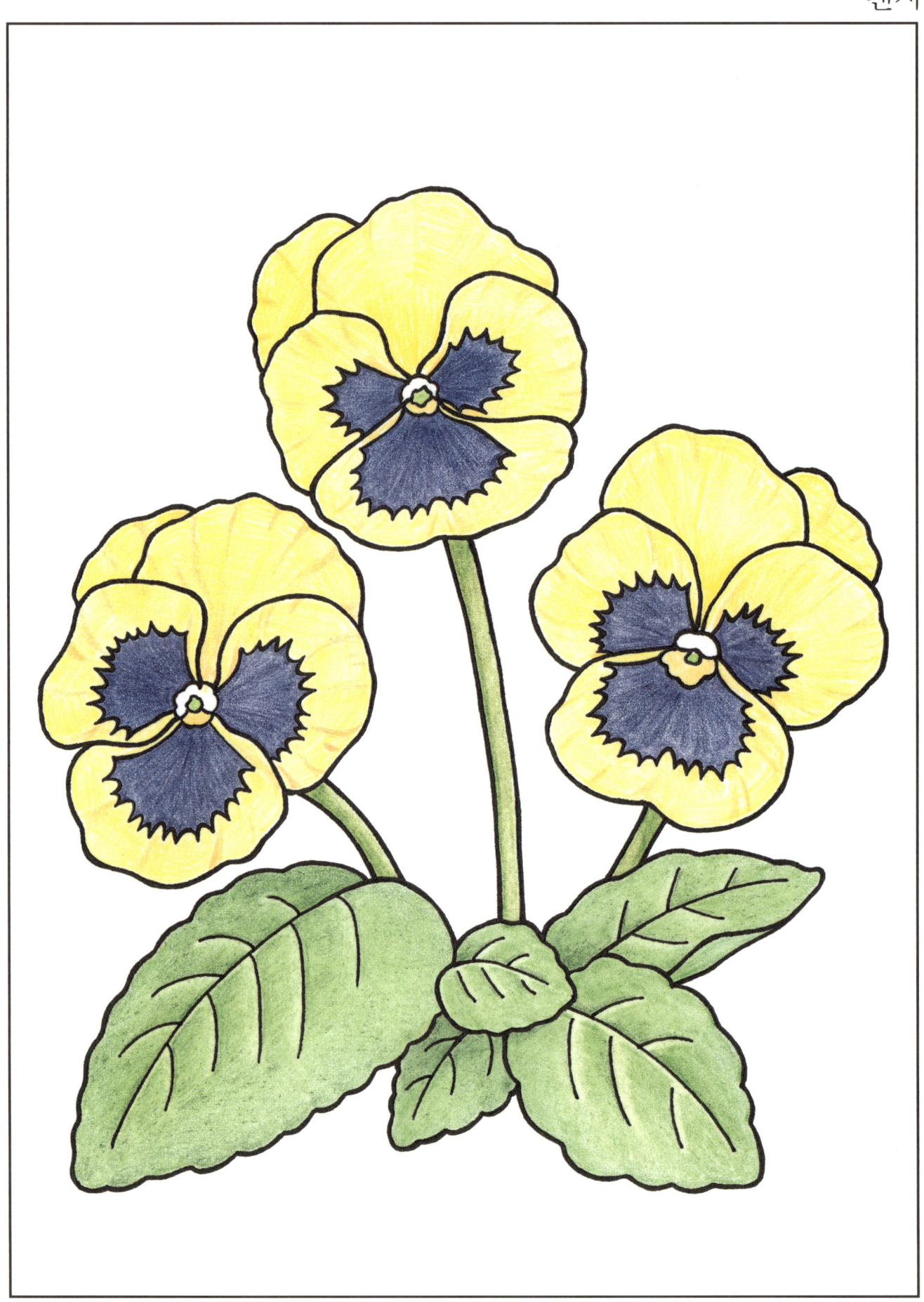

팬지 (엽서용)

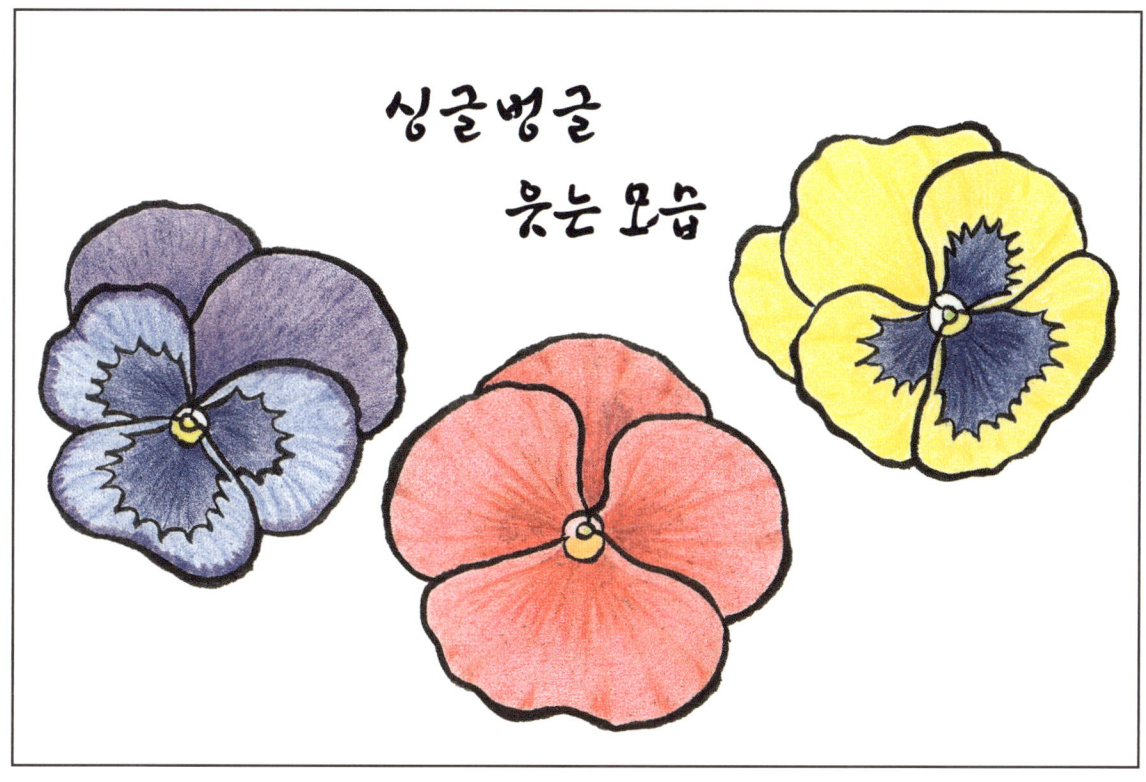

싱글벙글
웃는 모습

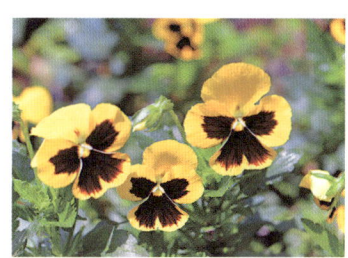

팬지
제비꽃과에 속하는 팬지. 이름의 유래는 불어 팡세(penser 생각하다)에서 왔다. 꽃피는 모습이 깊은 생각에 빠진 것처럼 보이기 때문이다.
개화 시기:3~4월

민들레

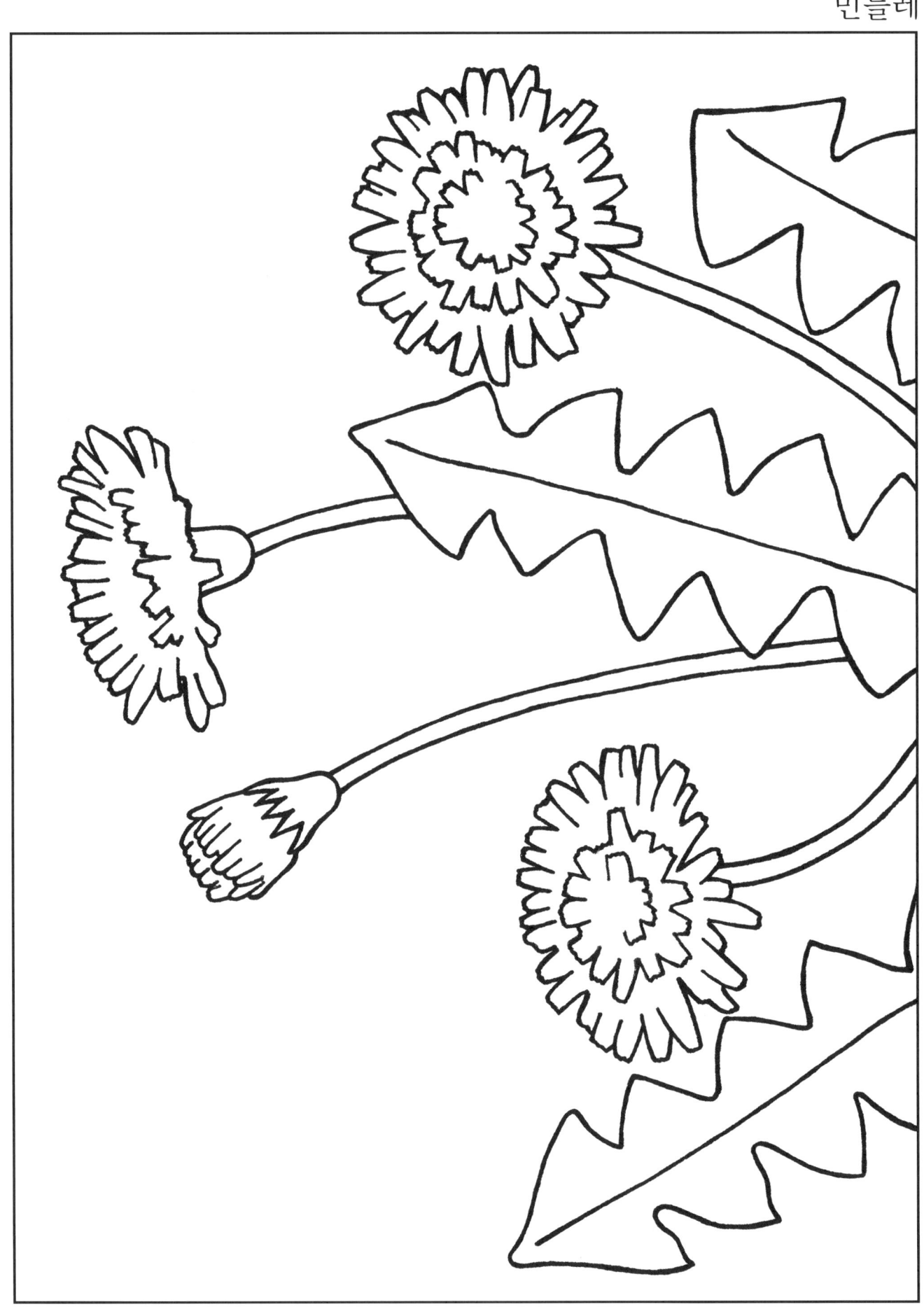

년   월   일   이름

민들레 (엽서용)

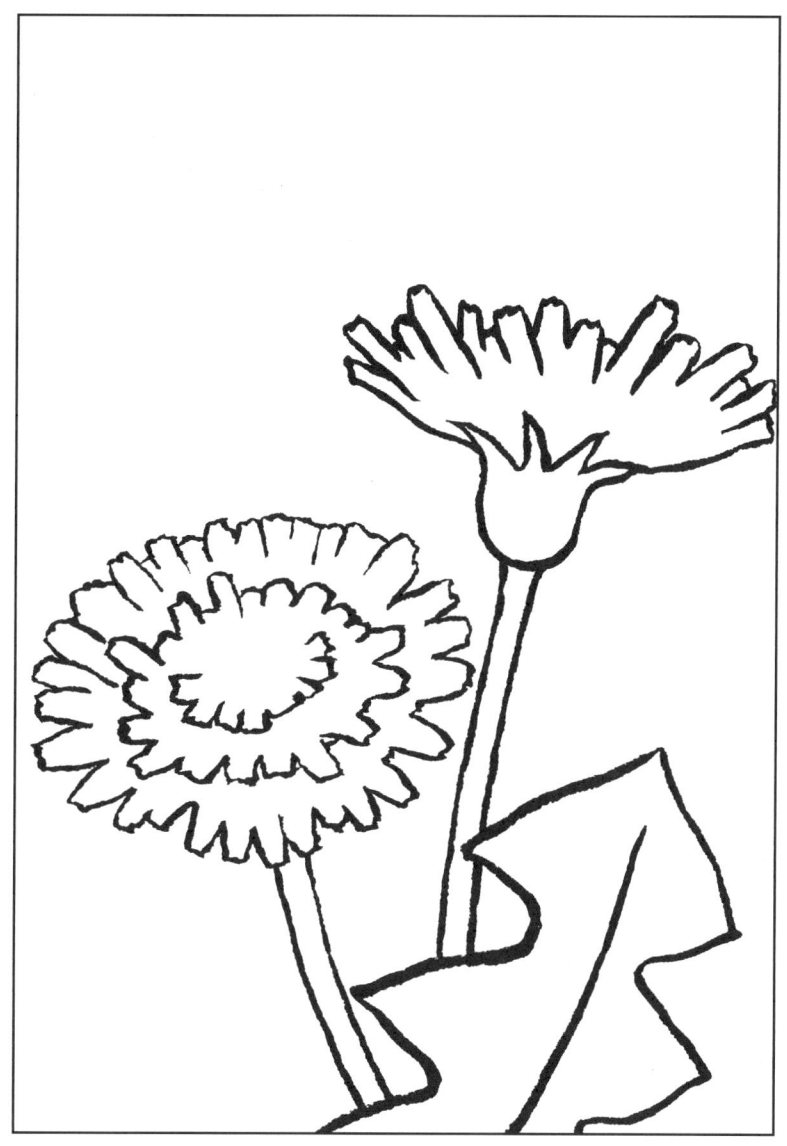

_____ 년 월 일   이름 _____

민들레

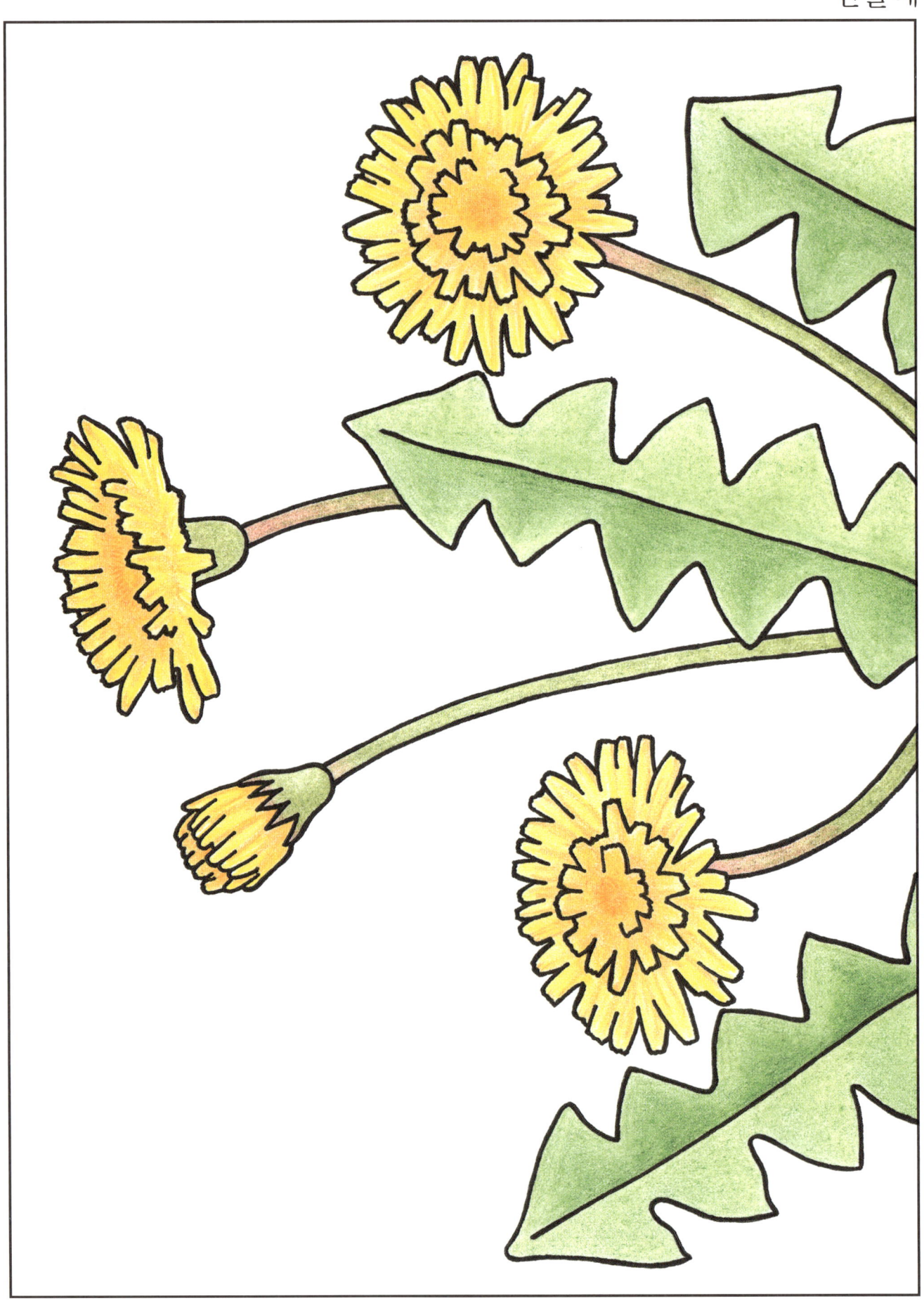

민들레 (엽서용)

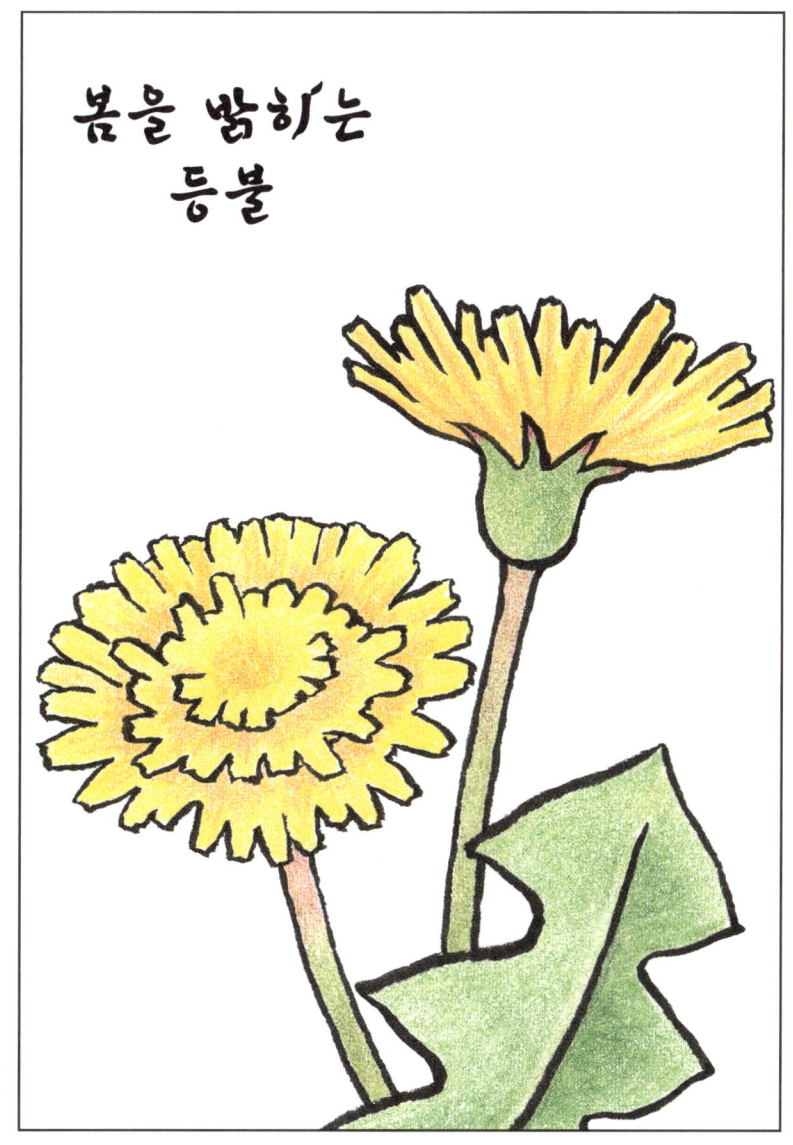

봄을 밝히는
등불

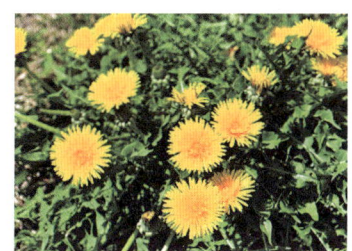

민들레
국화과에 속하는 꽃으로, 미니 국화처럼 보인다.
민들레는 잡초처럼 생명력이 강하다. 한약재로서
포공영(蒲公英)이라고 한다. 소화기 질환이나 해
독에 효능 있고 간기능 회복에도 효과적이다.
개화 시기:3~4월

벚꽃

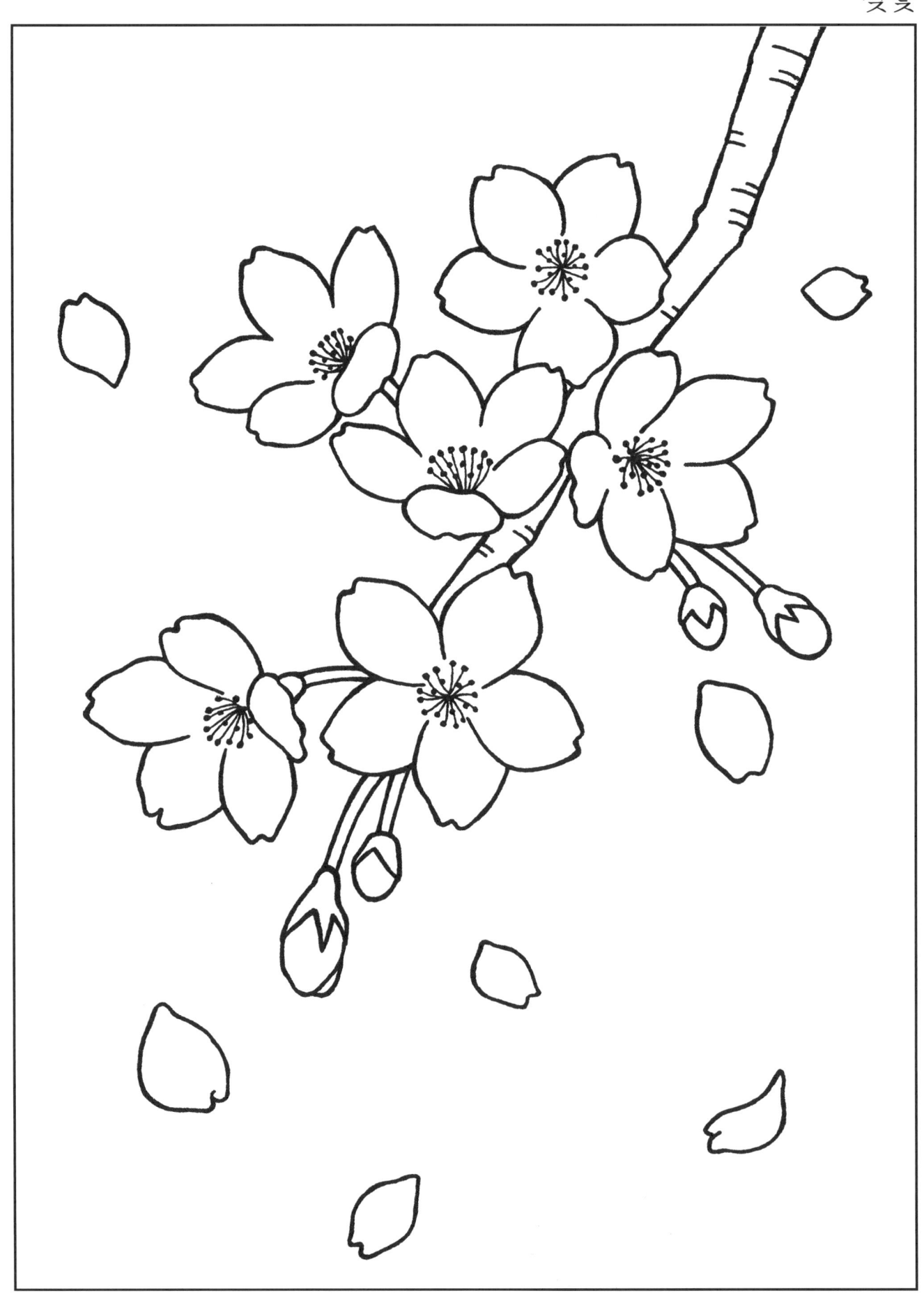

년   월   일   이름

벚꽃 (엽서용)

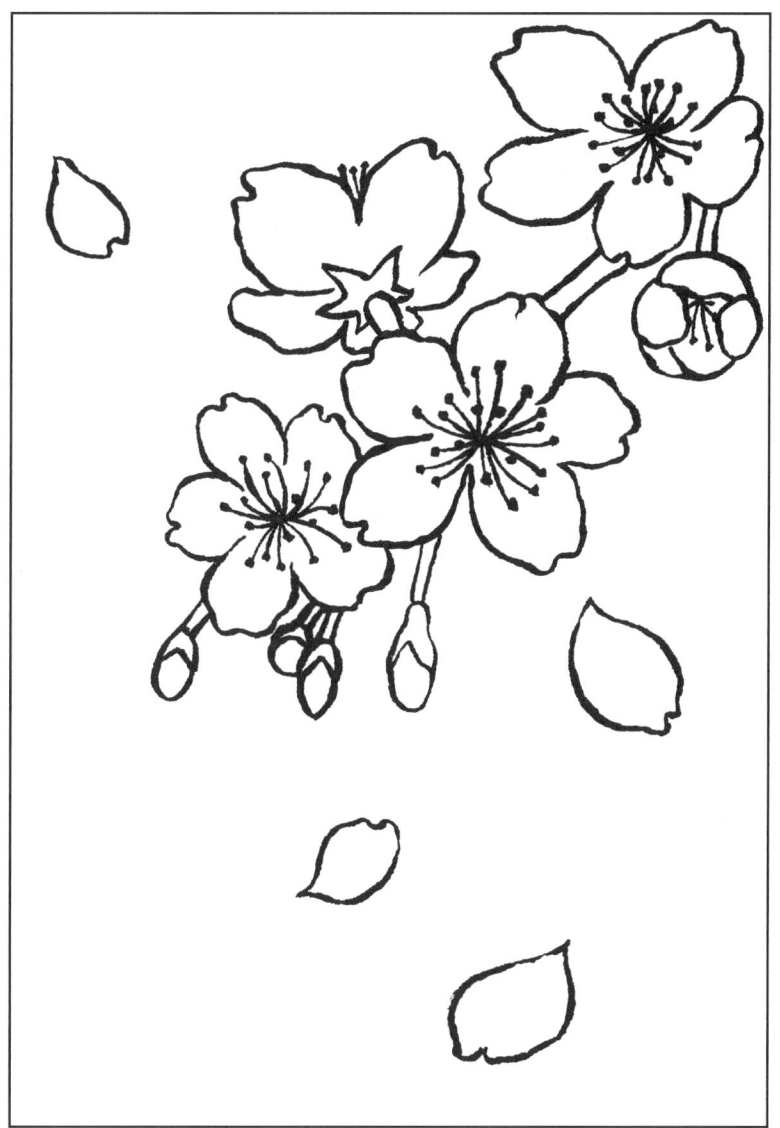

년   월   일   이름

벚꽃

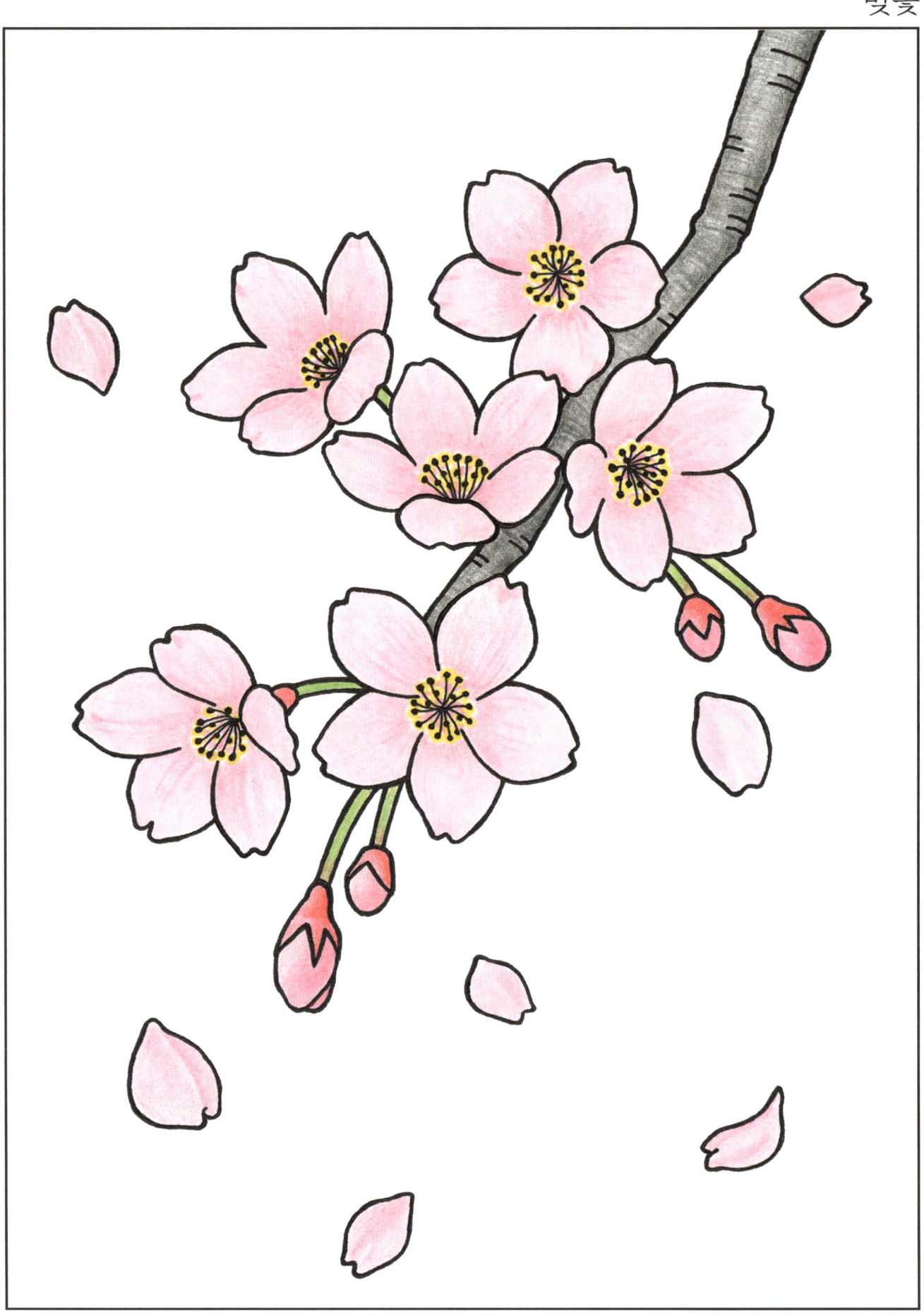

벚꽃 (엽서용)

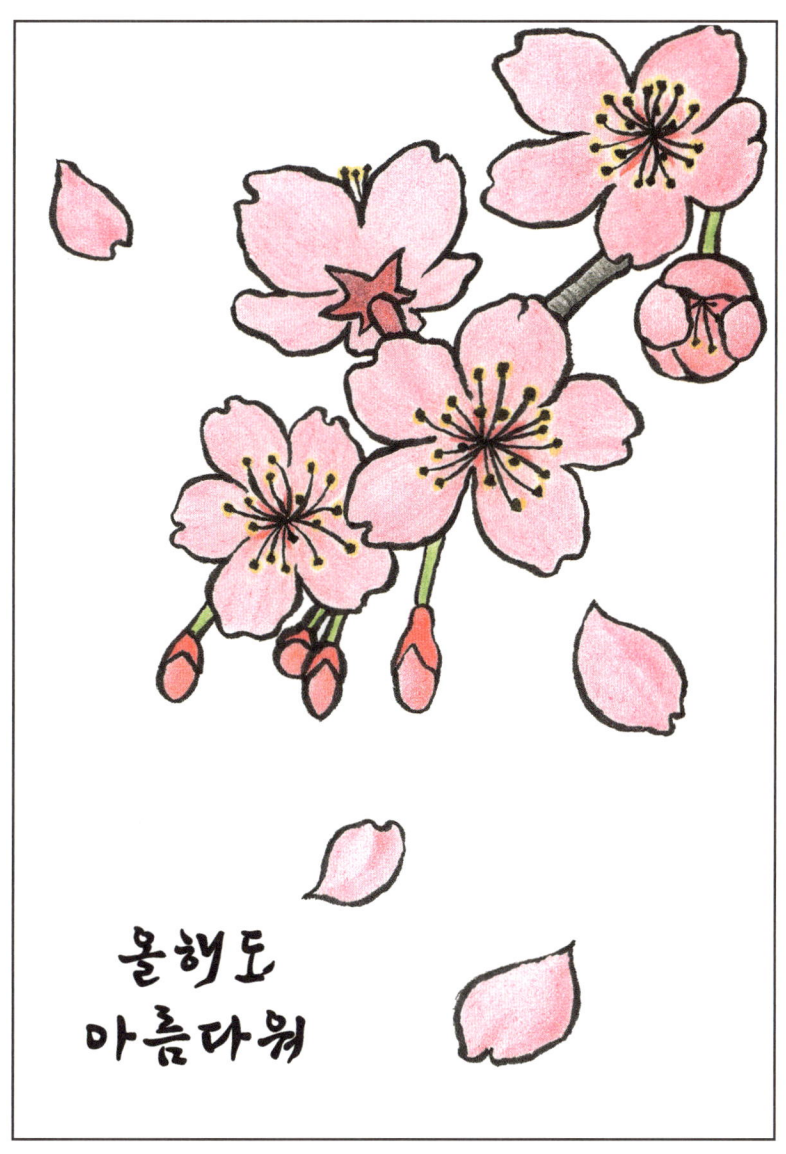

올해도
아름다워

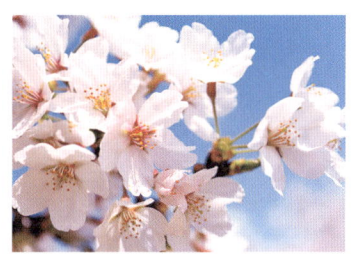

벚꽃
봄에 피는 꽃의 여왕. 벚꽃을 일본 국화라고 생각하는 사람도 많지만 일본의 상징은 국화. 일본인의 여권 표지에도 국화 무늬가 그려져 있다. 벚꽃은 한국과 일본에서 사랑받는 꽃이다.
개화 시기:3월 말~4월 초

봄·여름 꽃편

튤립

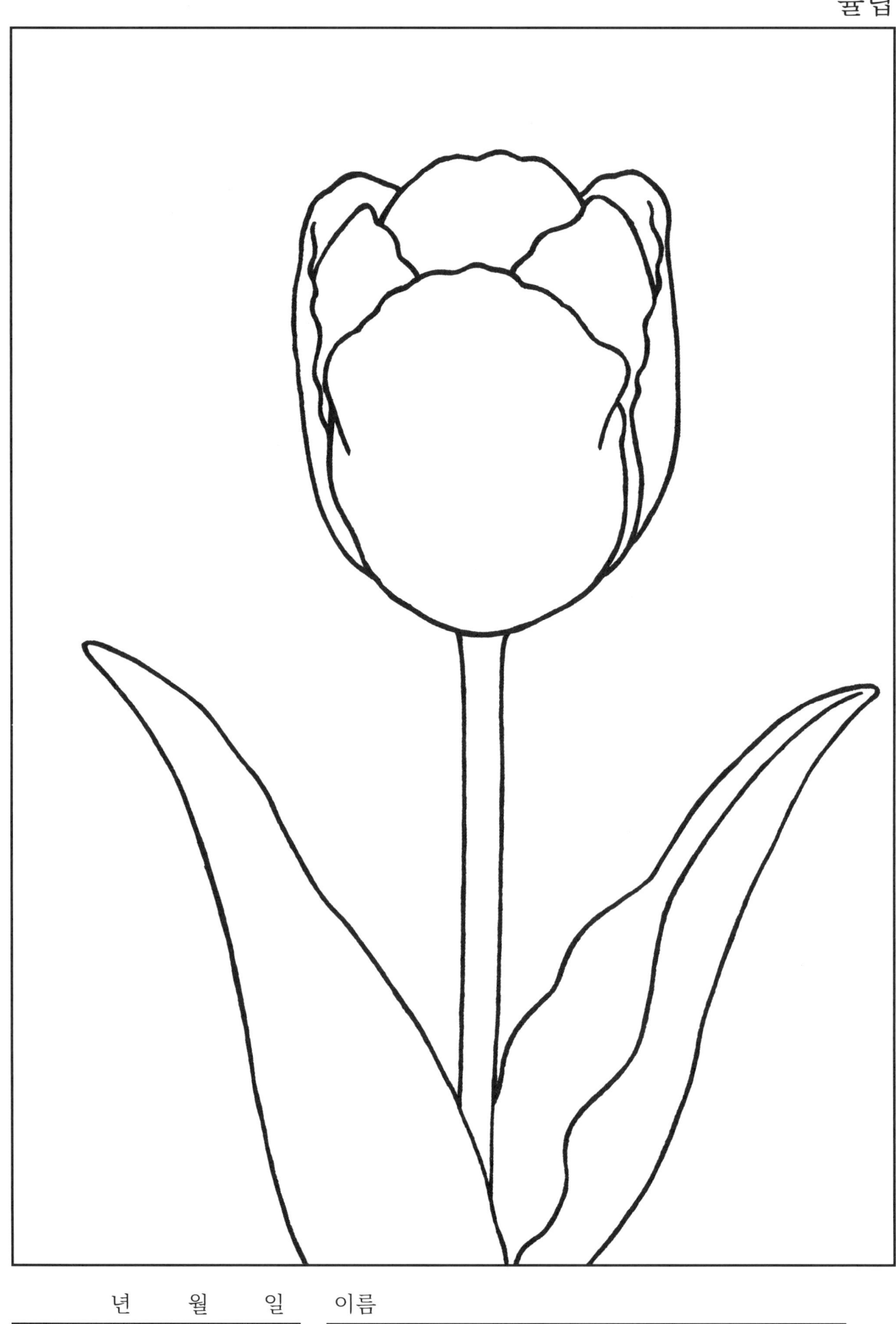

　년　월　일　이름

튤립 (엽서용)

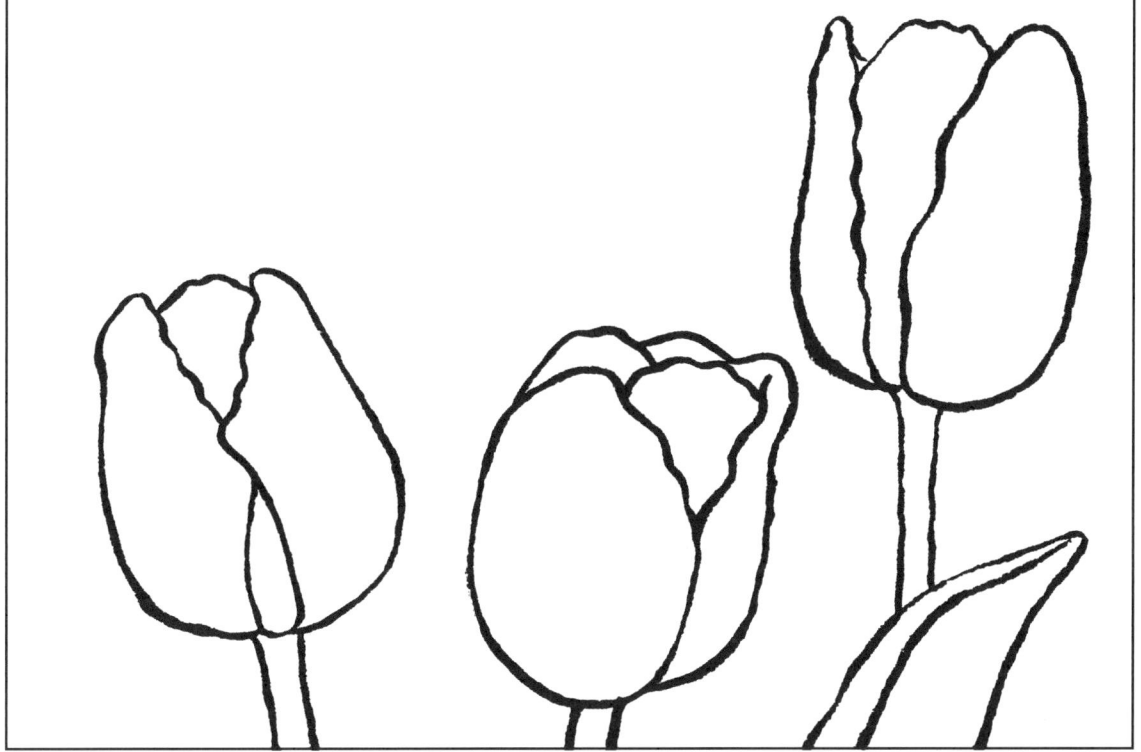

년   월   일   이름

튤립

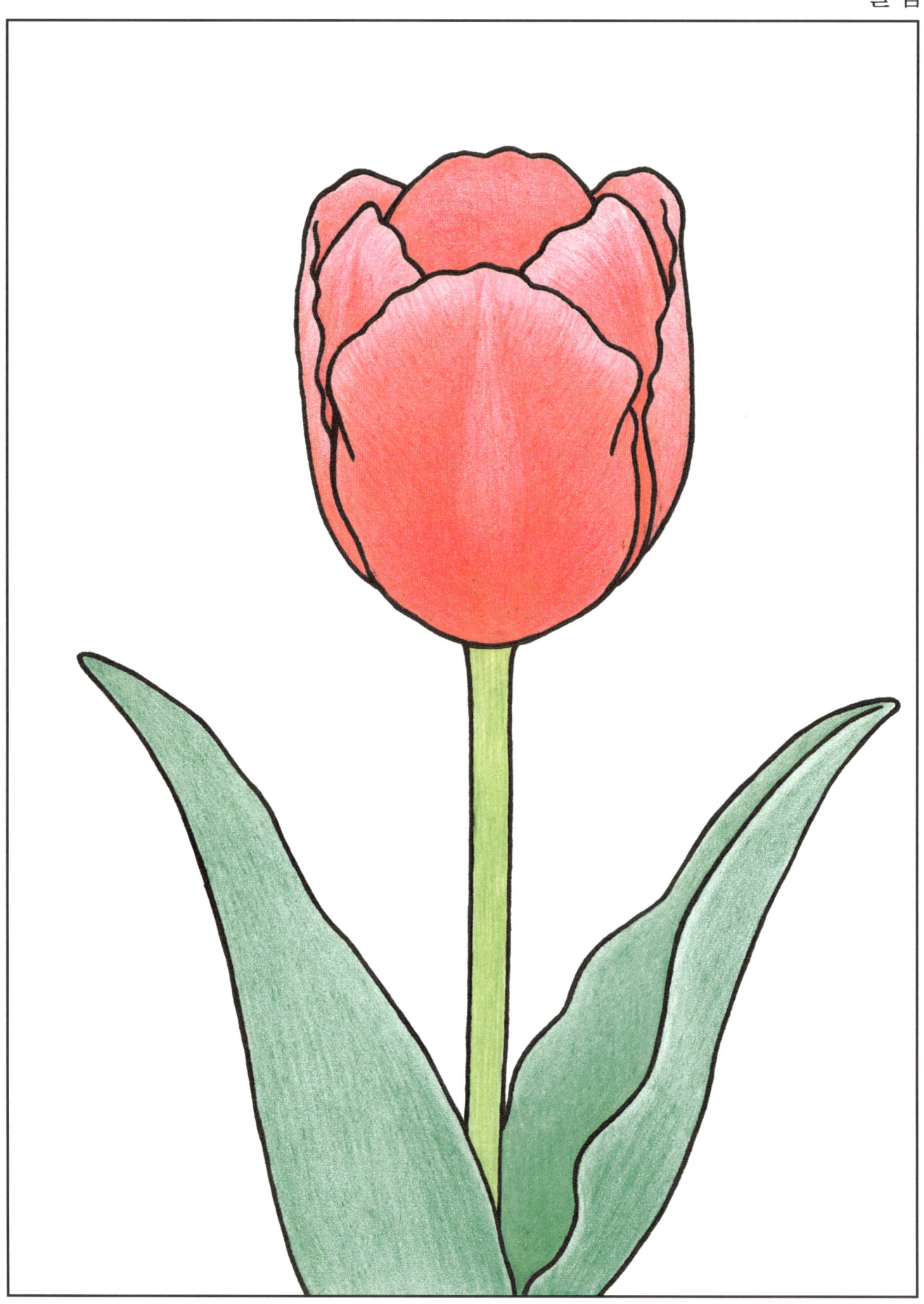

튤립 (엽서용)

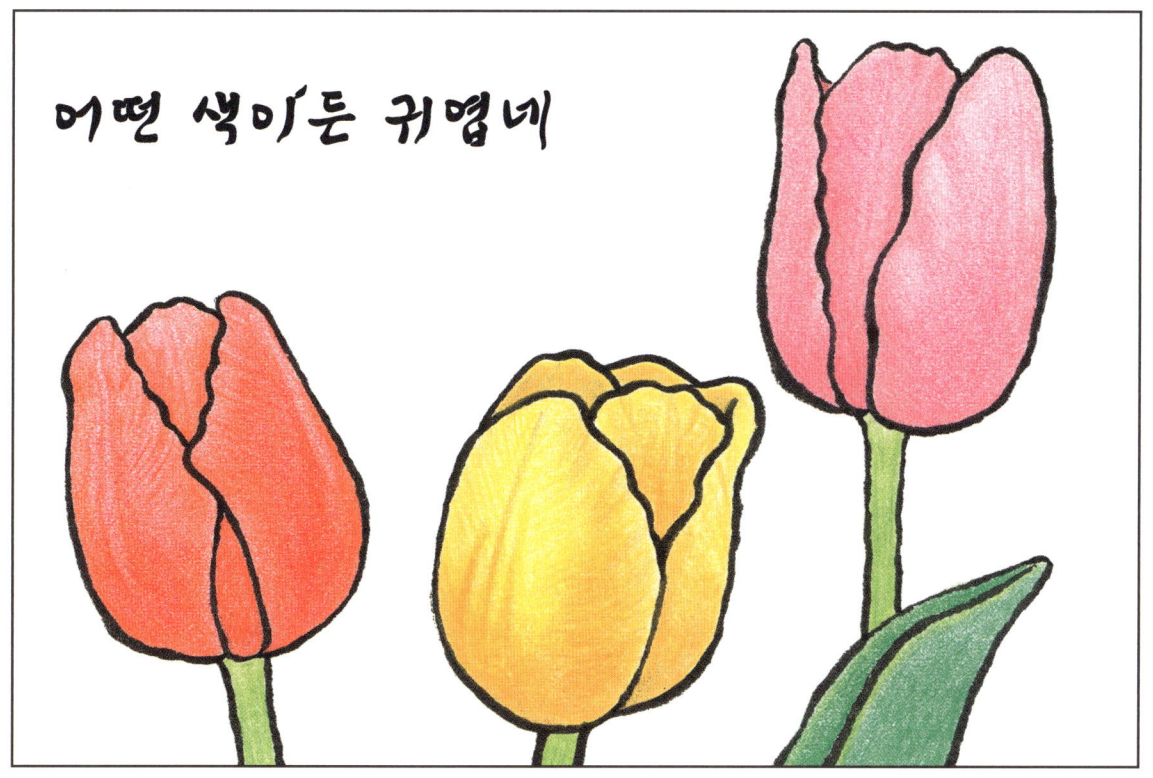

어떤 색이든 귀엽네

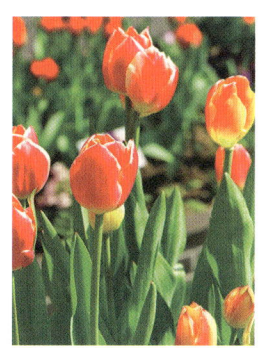

튤립
꽃 모양이 마치 아랍인이 머리에 두른 터번처럼 생겨서 터키말로는 터번을 의미하는 튈벤드(Tülbend)라는 별칭이 있다. 터키의 국화이기도 하다.
개화 시기:4월~5월

자운영

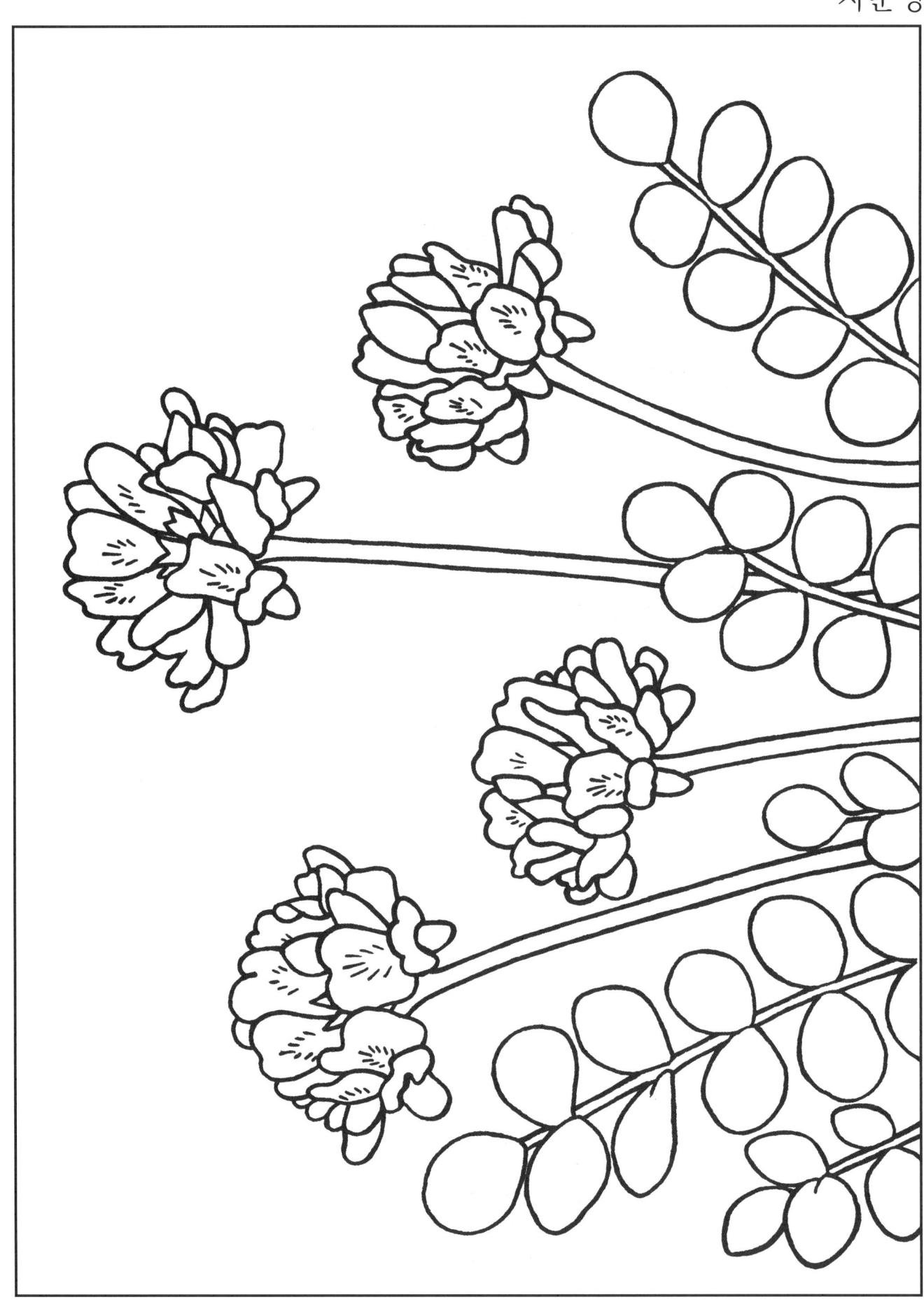

자운영 (엽서용)

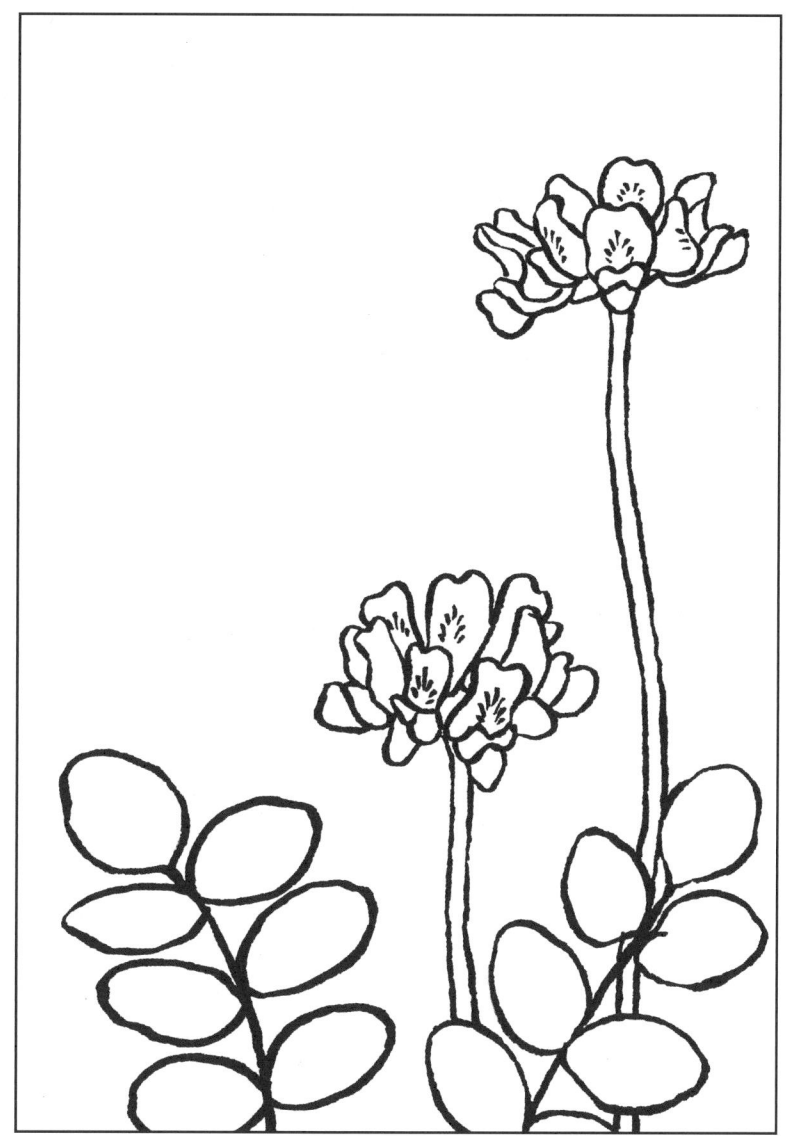

_____ 년 월 일   이름 _____

자운영

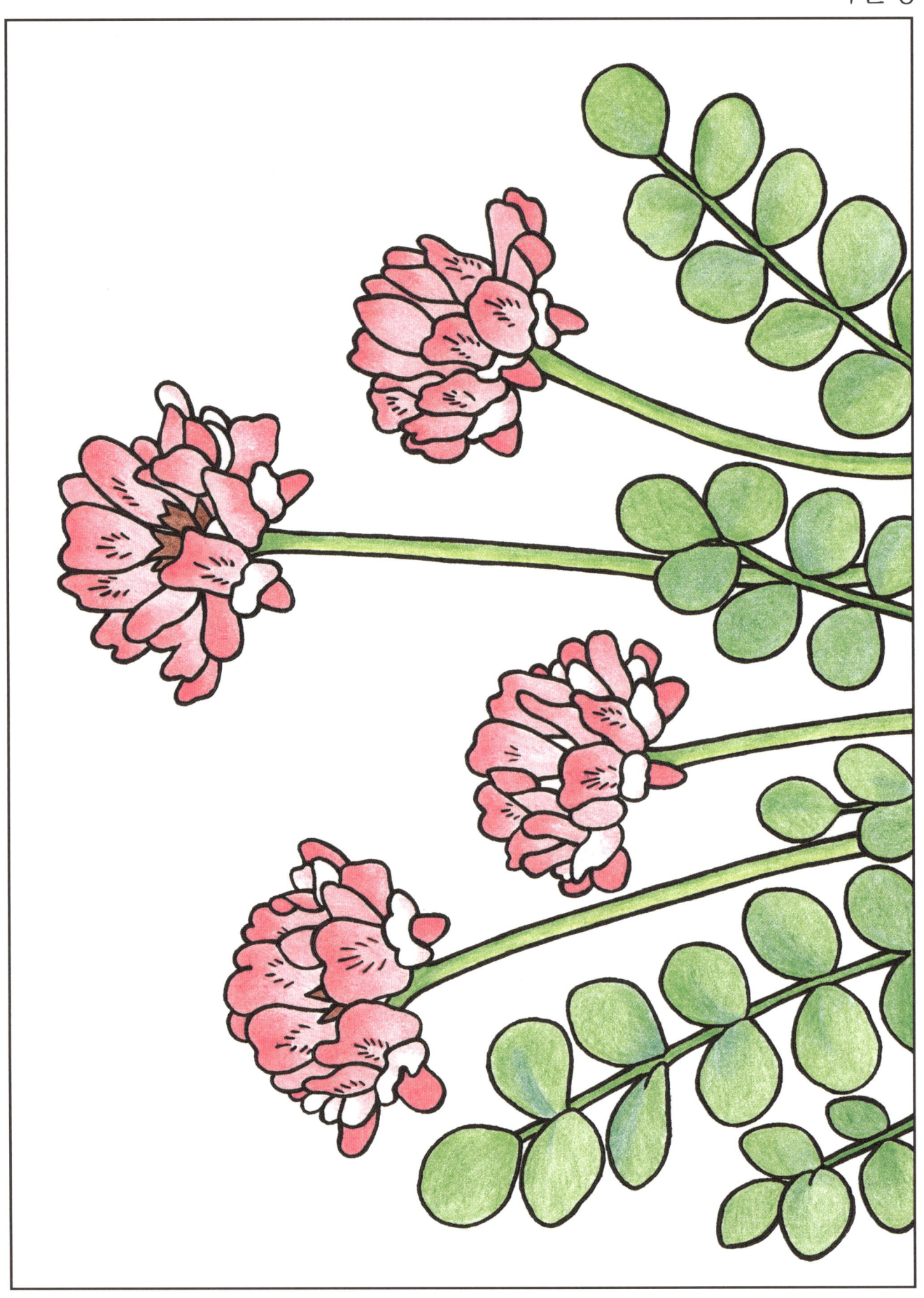

자운영 (엽서용)

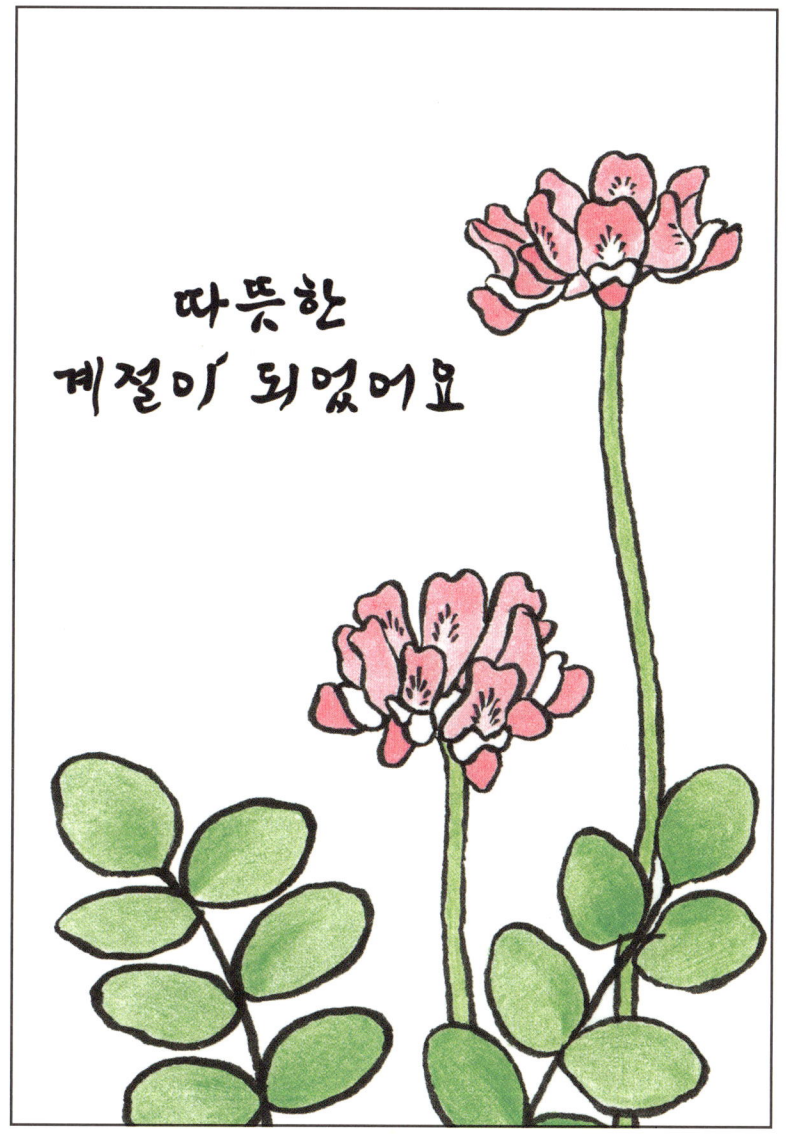

따뜻한
계절이 되었어요

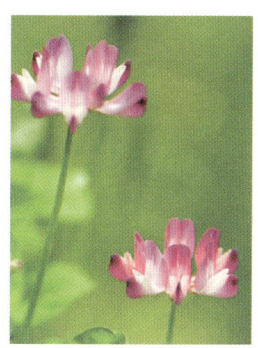

자운영
자운영(紫雲英)은 연분홍빛 구름과 같은 꽃이라는 의미이다. 농촌에서는 벼농사를 위한 거름으로 사용된다. 잎과 줄기를 나물로 먹기도 한다.
개화 시기: 4월~5월

진달래

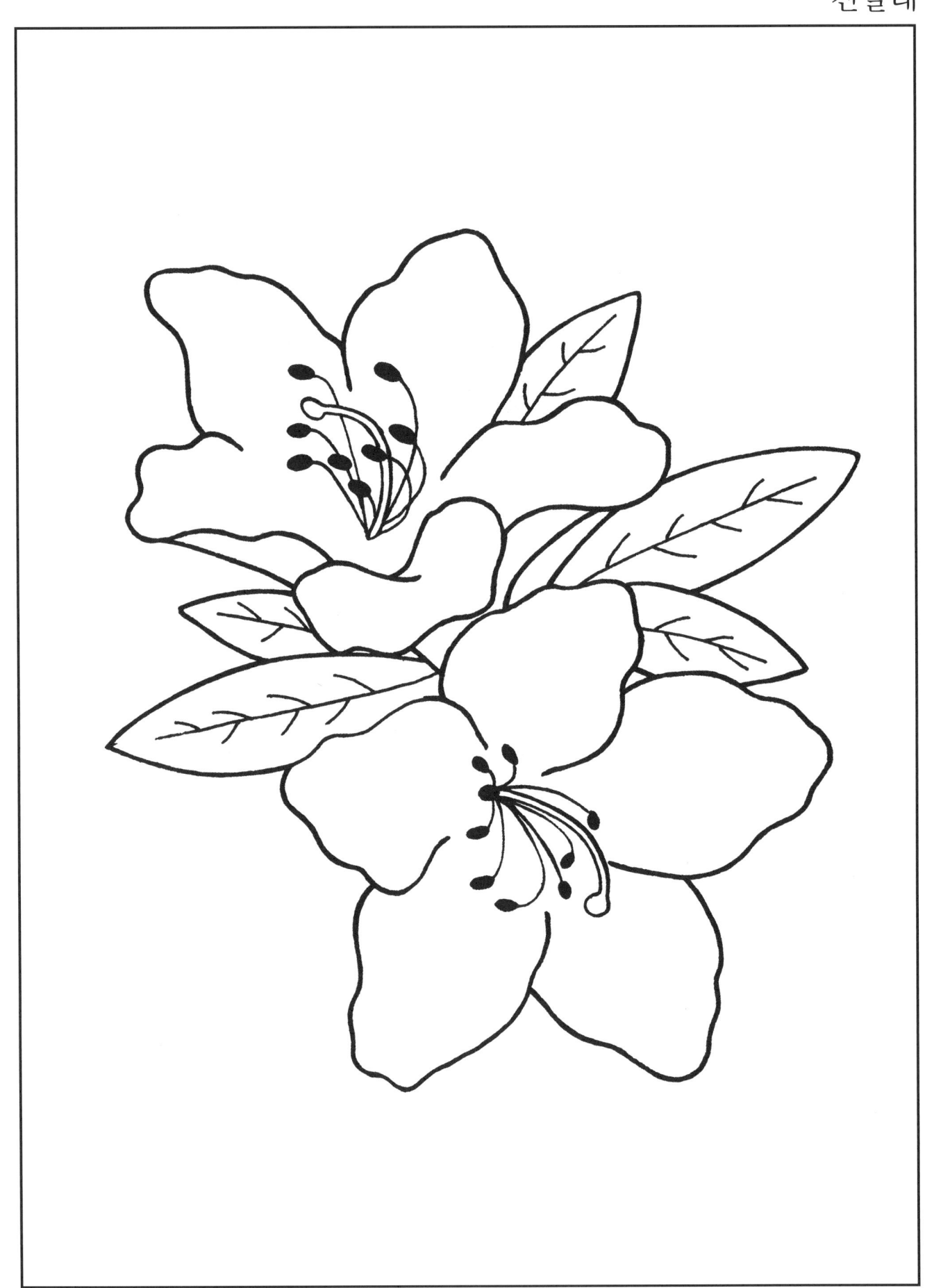

진달래 (엽서용)

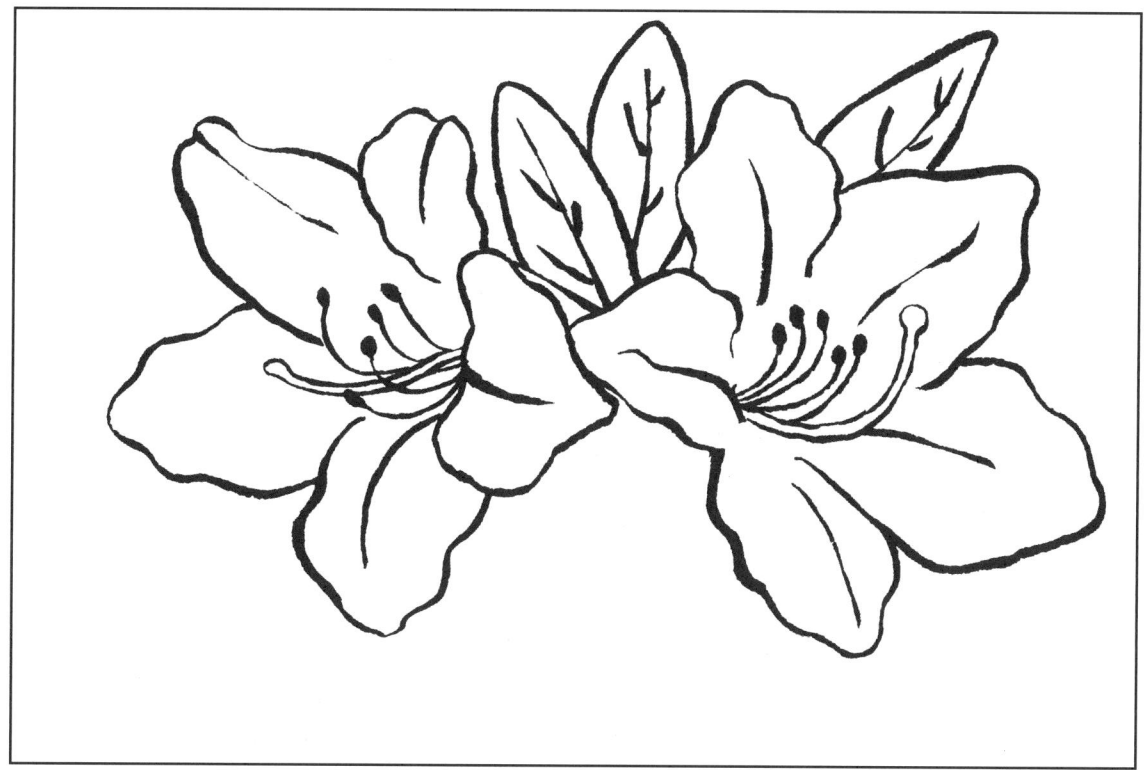

_____ 년   월   일   이름 _____

진달래

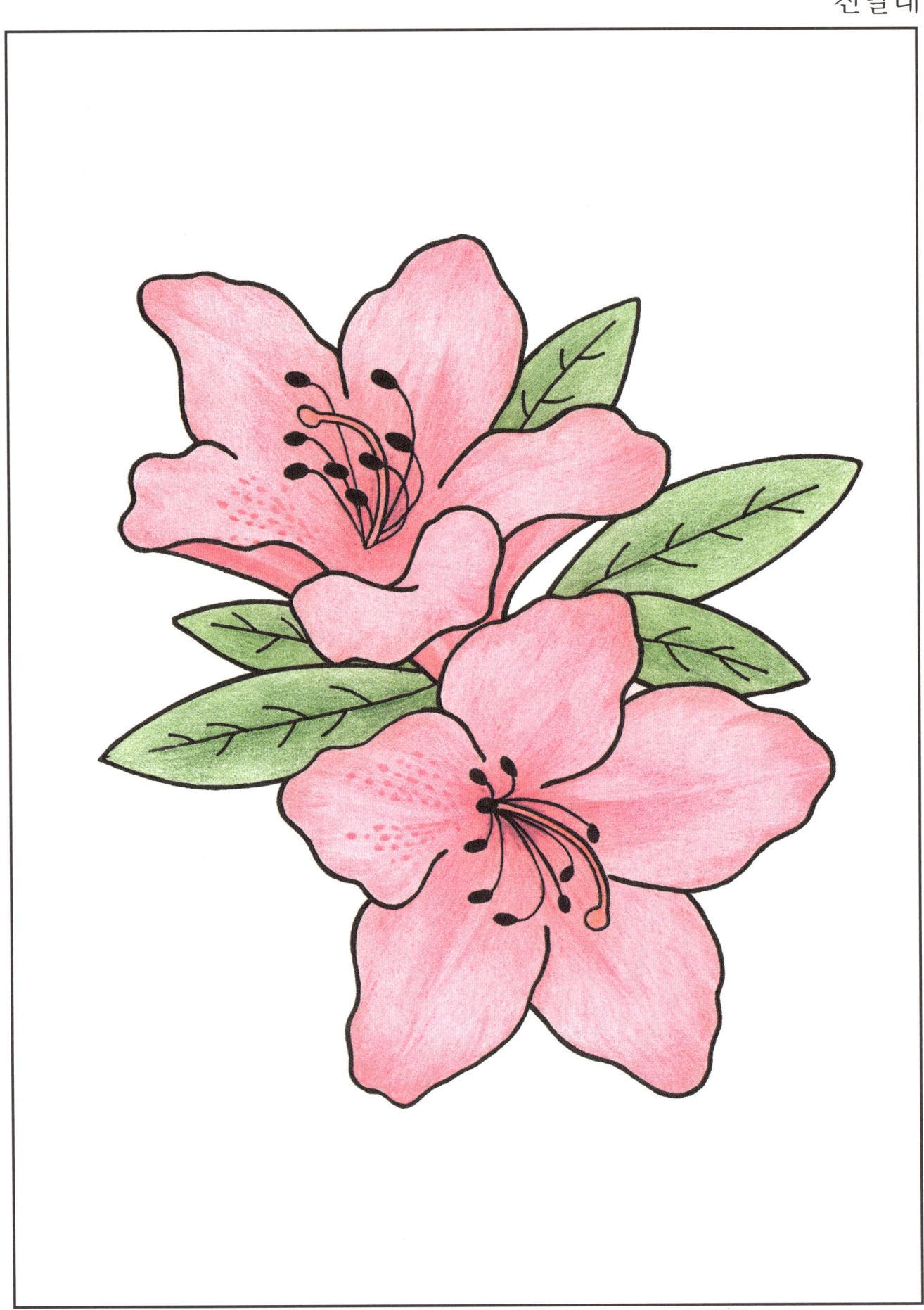

진달래 (엽서용)

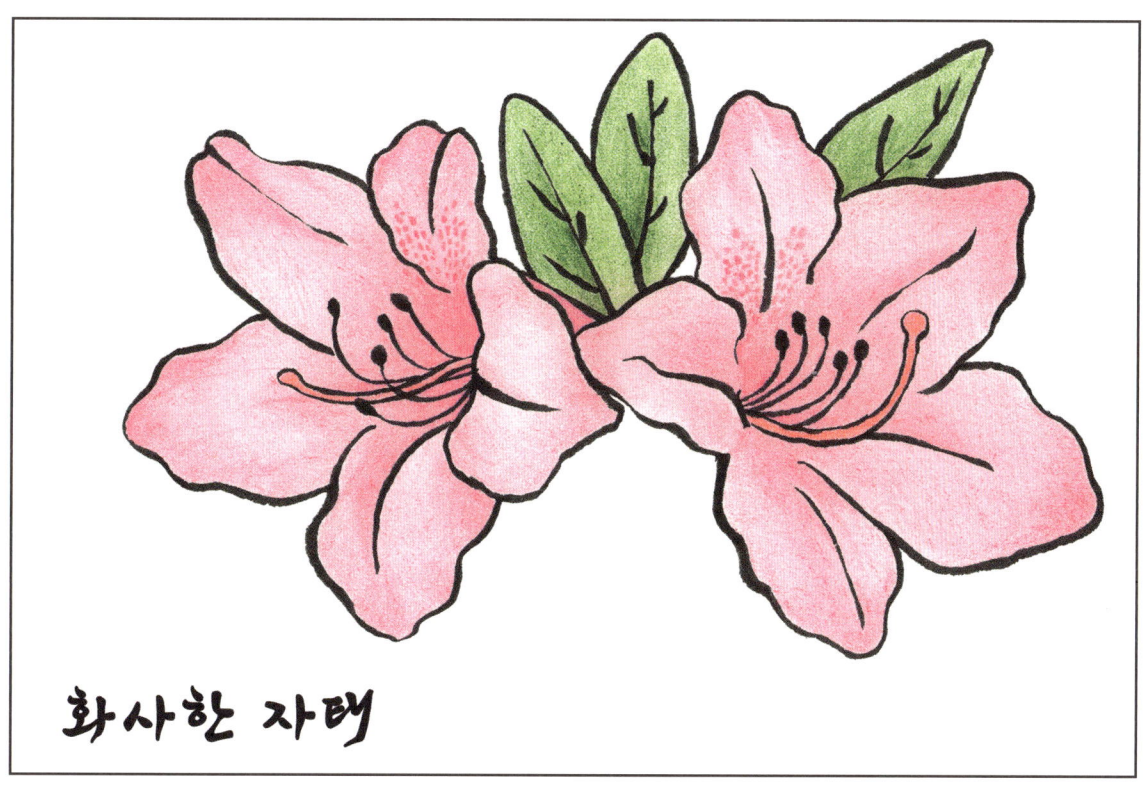

화사한 자태

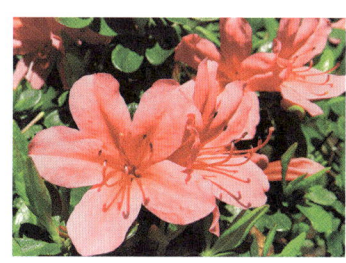

진달래
우리나라 산이면 어디에서나 볼 수 있는 꽃
으로 개나리와 함께 봄을 알리는 대명사다.
야산에 핀 꽃을 먹기도 하는데 복통을 일으
킬 수도 있으니 조심해야 한다.
개화 시기:3월~4월

장미

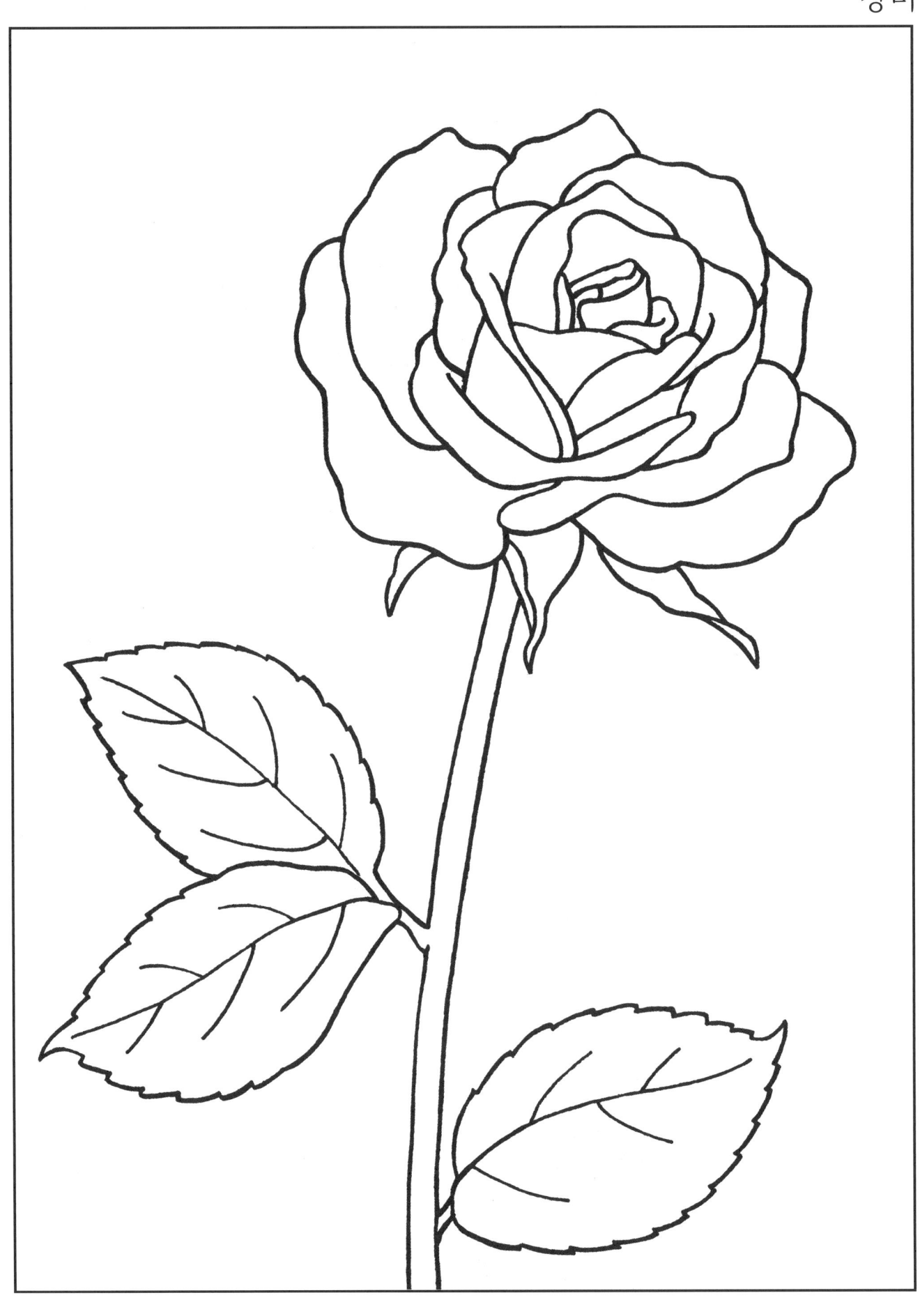

장미 (엽서용)

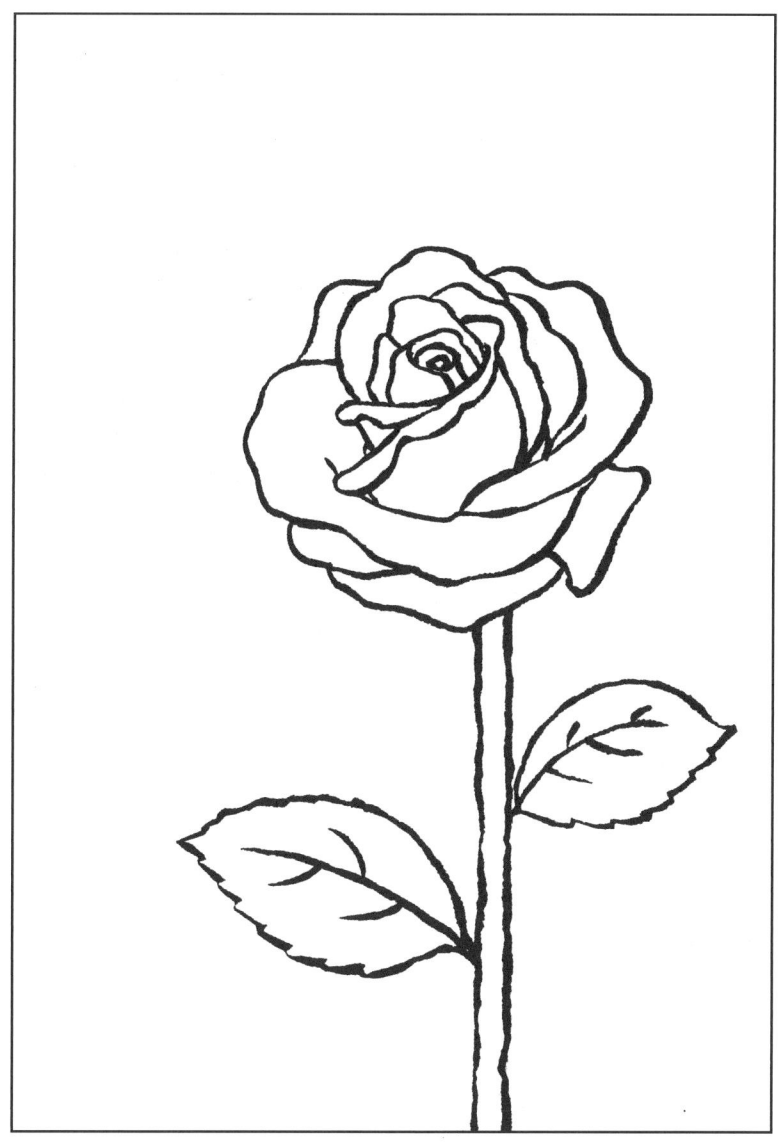

_____ 년   월   일   이름 _____

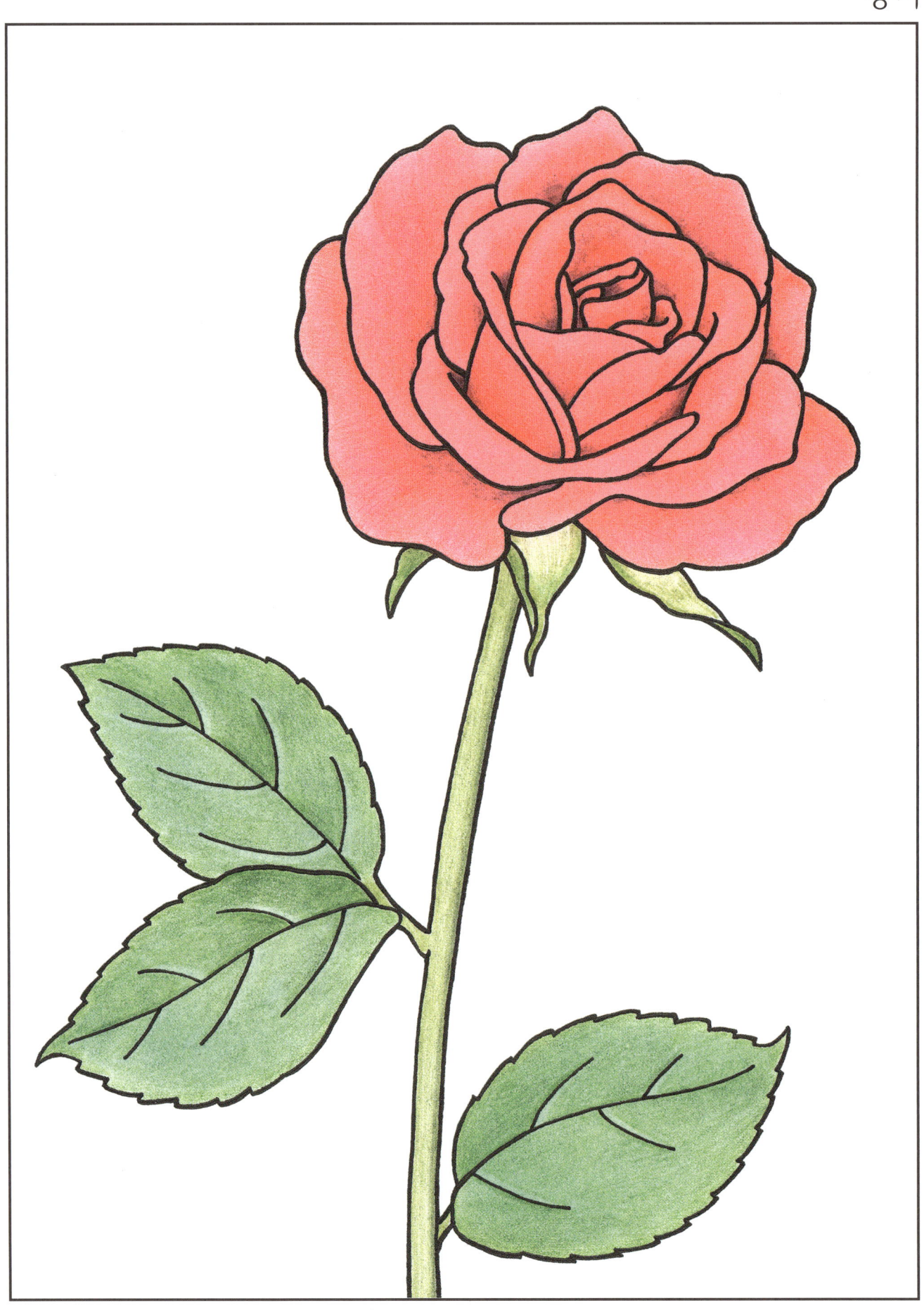

장미 (엽서용)

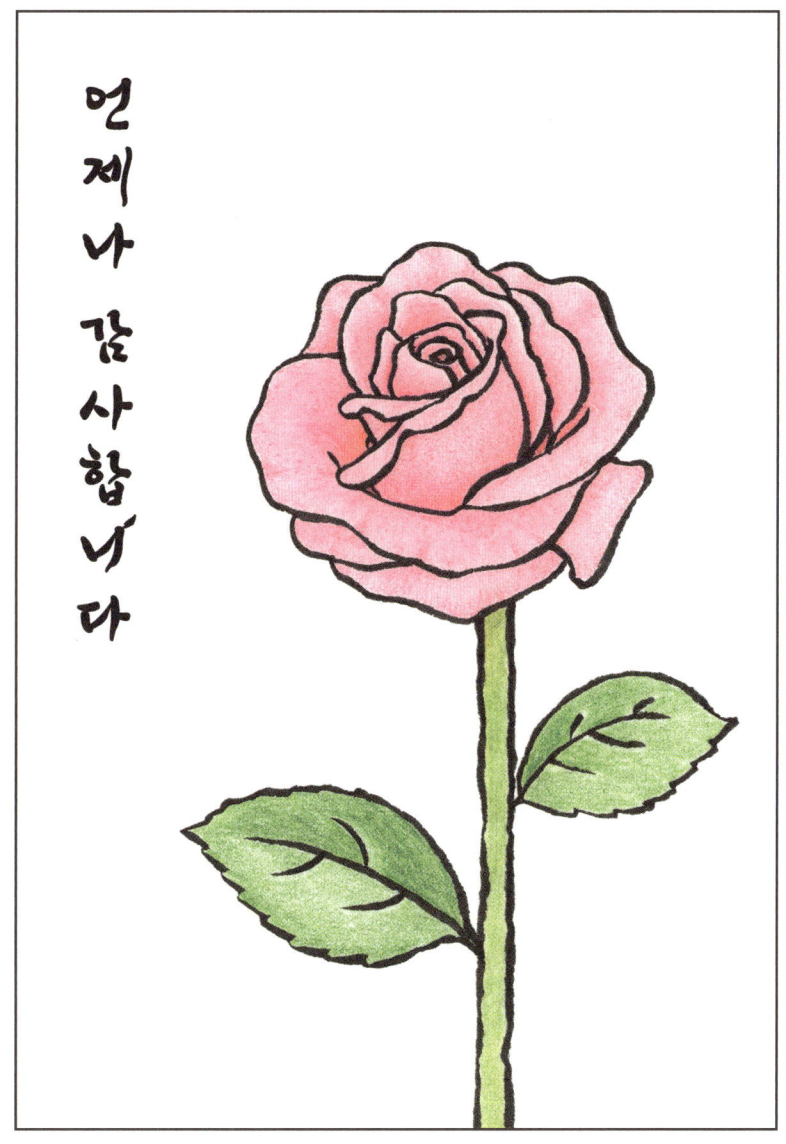

언제나 감사합니다

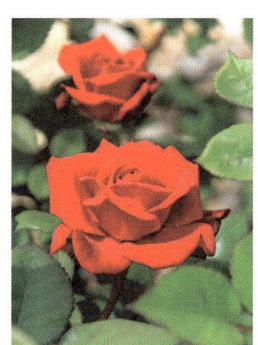

장미
아름다운 모습과 향기는 예로부터 사람들을 매료시켜 왔다. '아름다운 장미에도 가시가 있다' 라고 여성에 비유해서 말하기도 한다.
개화 시기 : 5월~6월

꽃창포

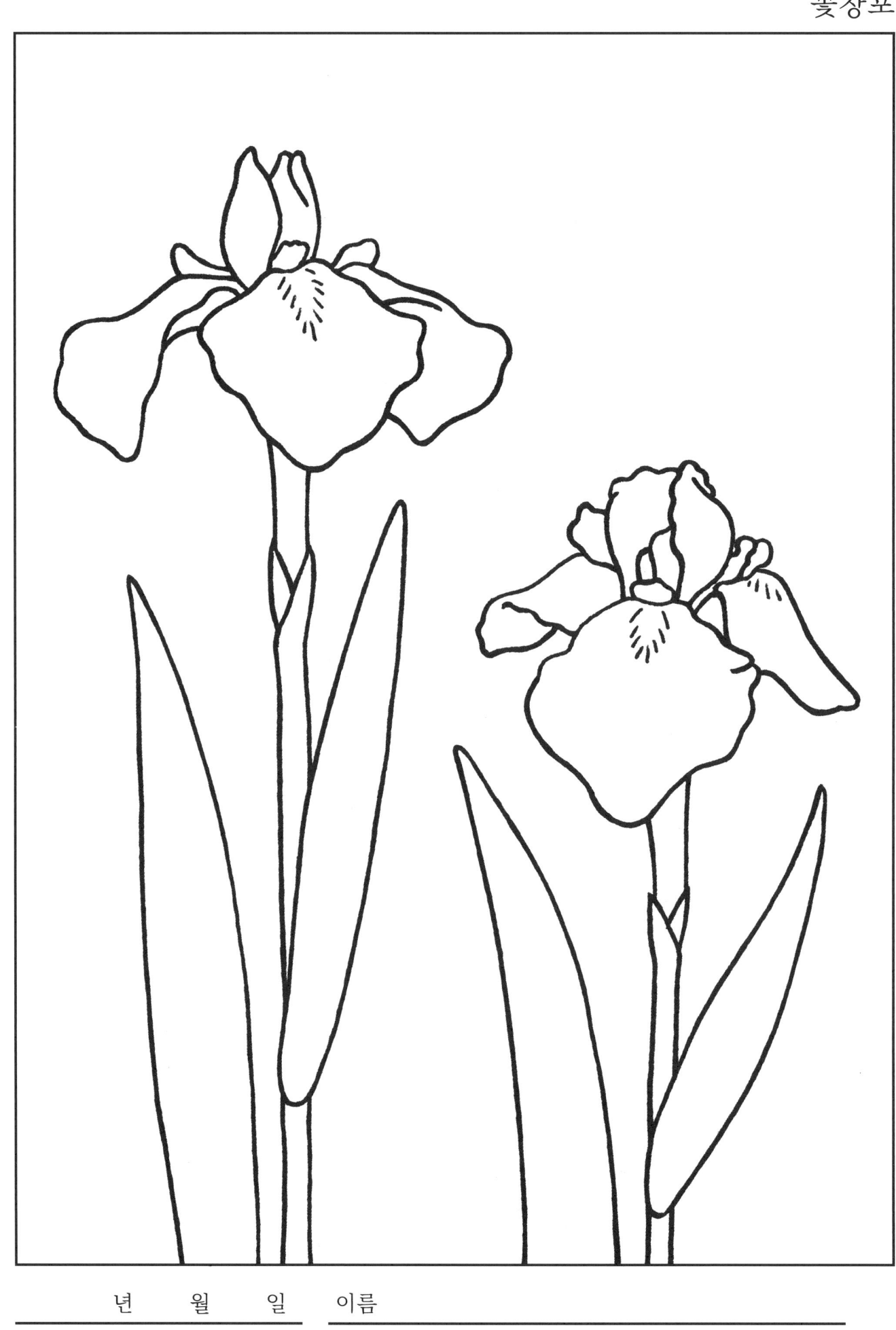

_____ 년   월   일   이름 _____

꽃창포 (엽서용)

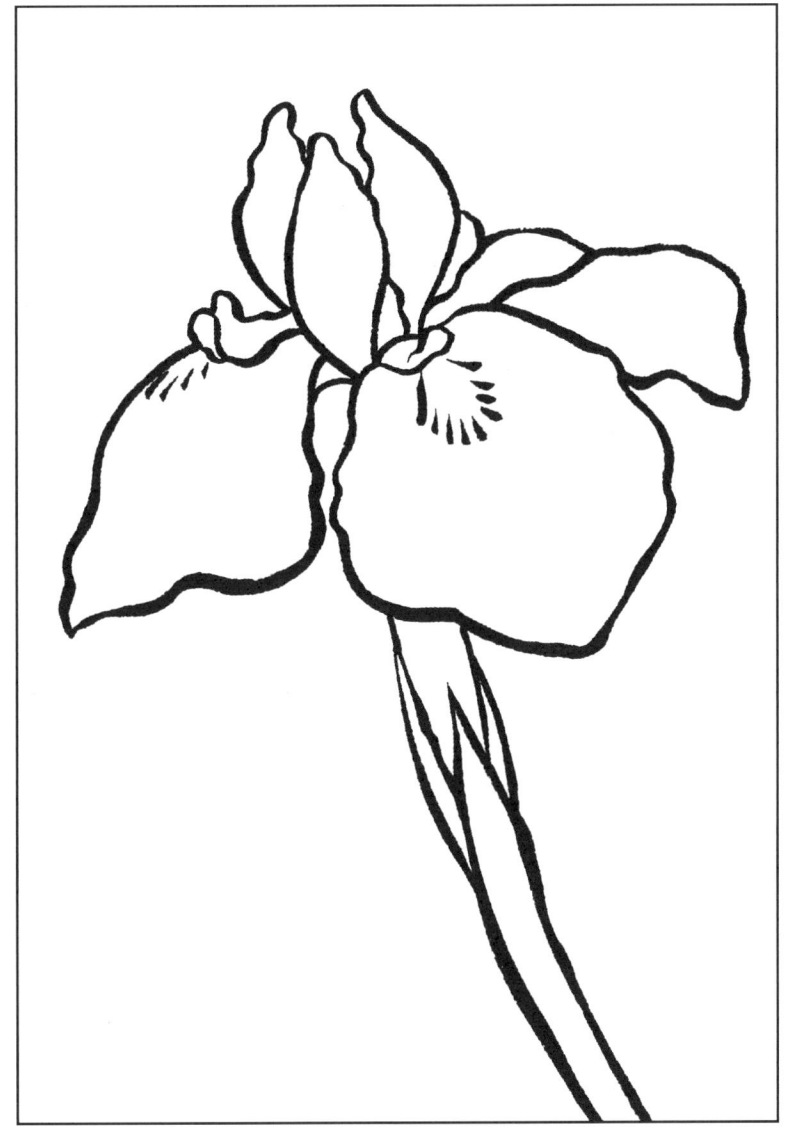

_____   년   월   일   이름 _____

꽃창포

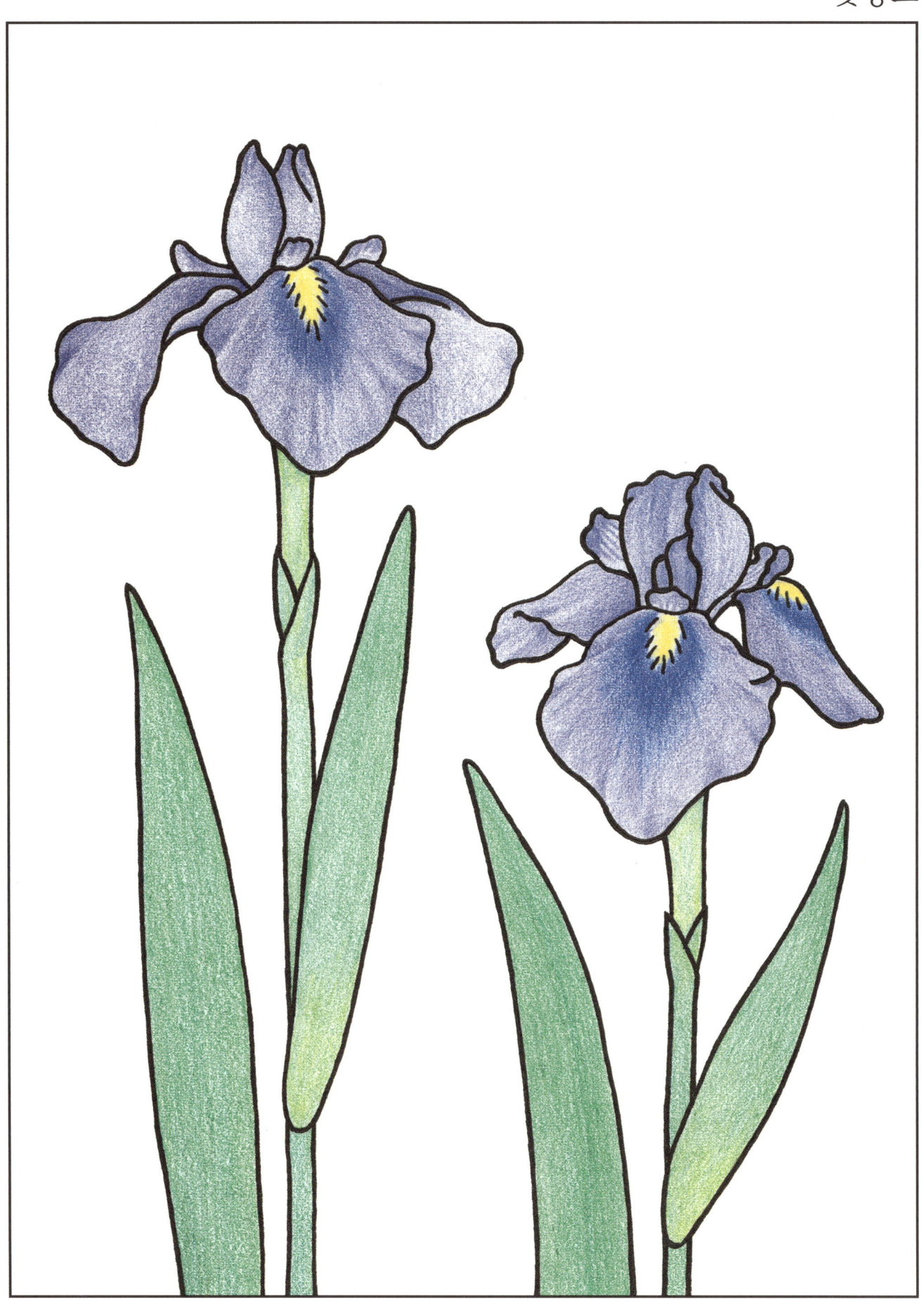

꽃창포 (엽서용)

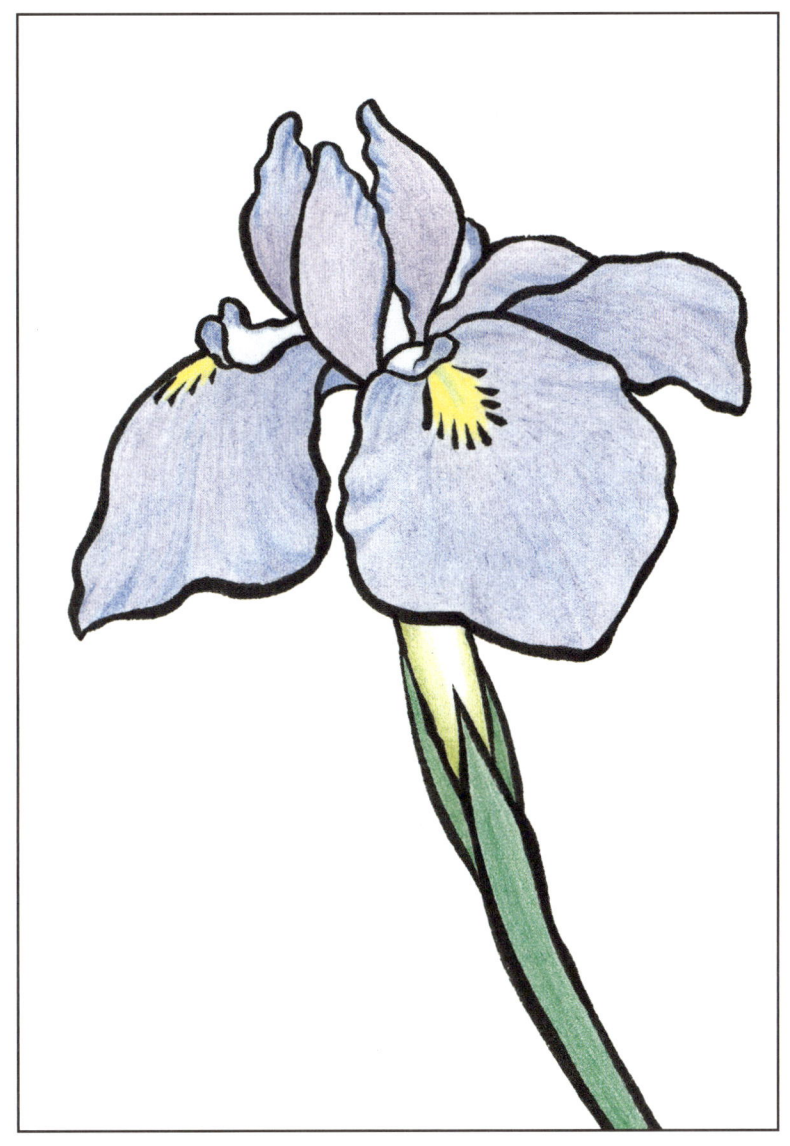

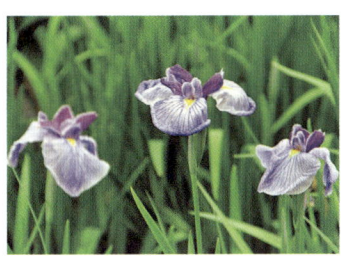

꽃창포
창포와 잎 모양이 비슷해서 혼동할 수도 있으나 전혀 다른 식물이다. 꽃창포의 뿌리와 줄기는 약용으로 사용되며 편도선염, 폐렴에 효과가 있다.
개화 시기:6월~7월

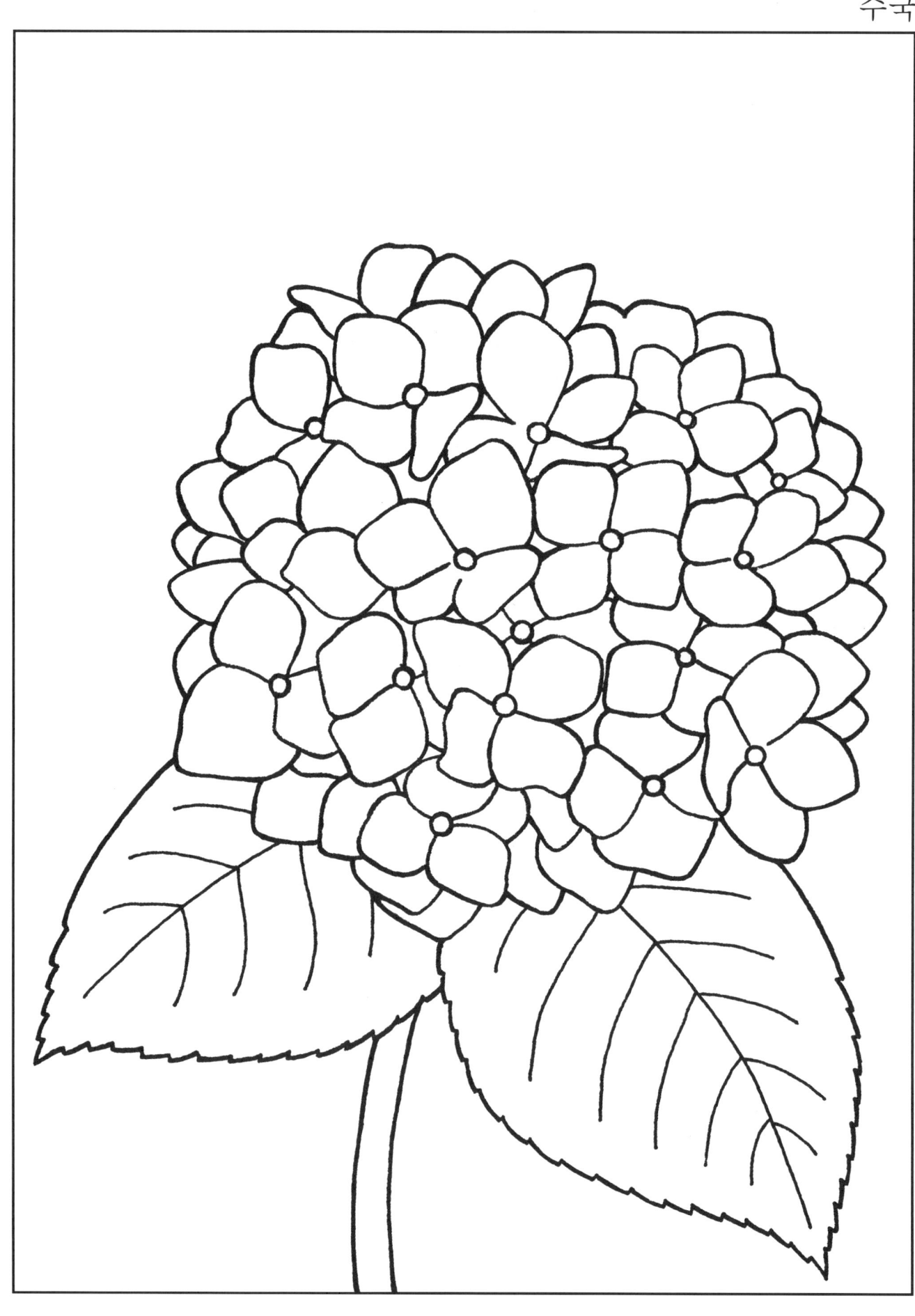

수국 (엽서용)

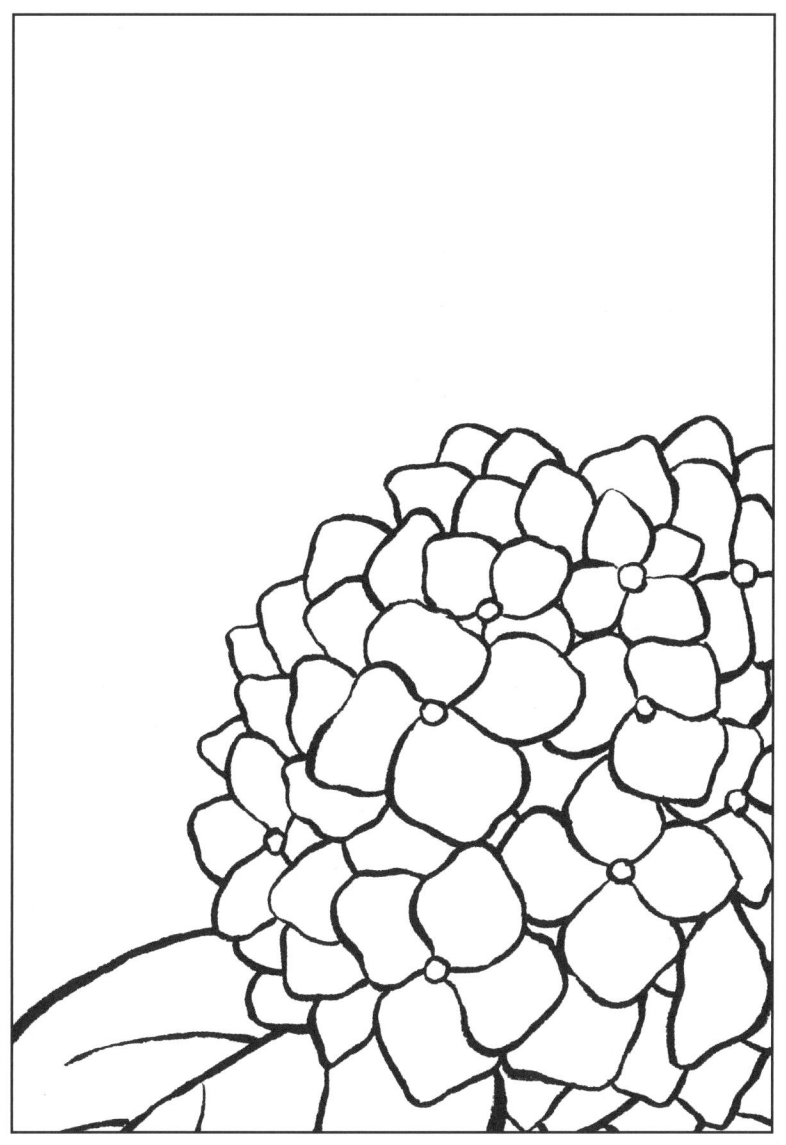

　　　년　월　일　　이름

수국

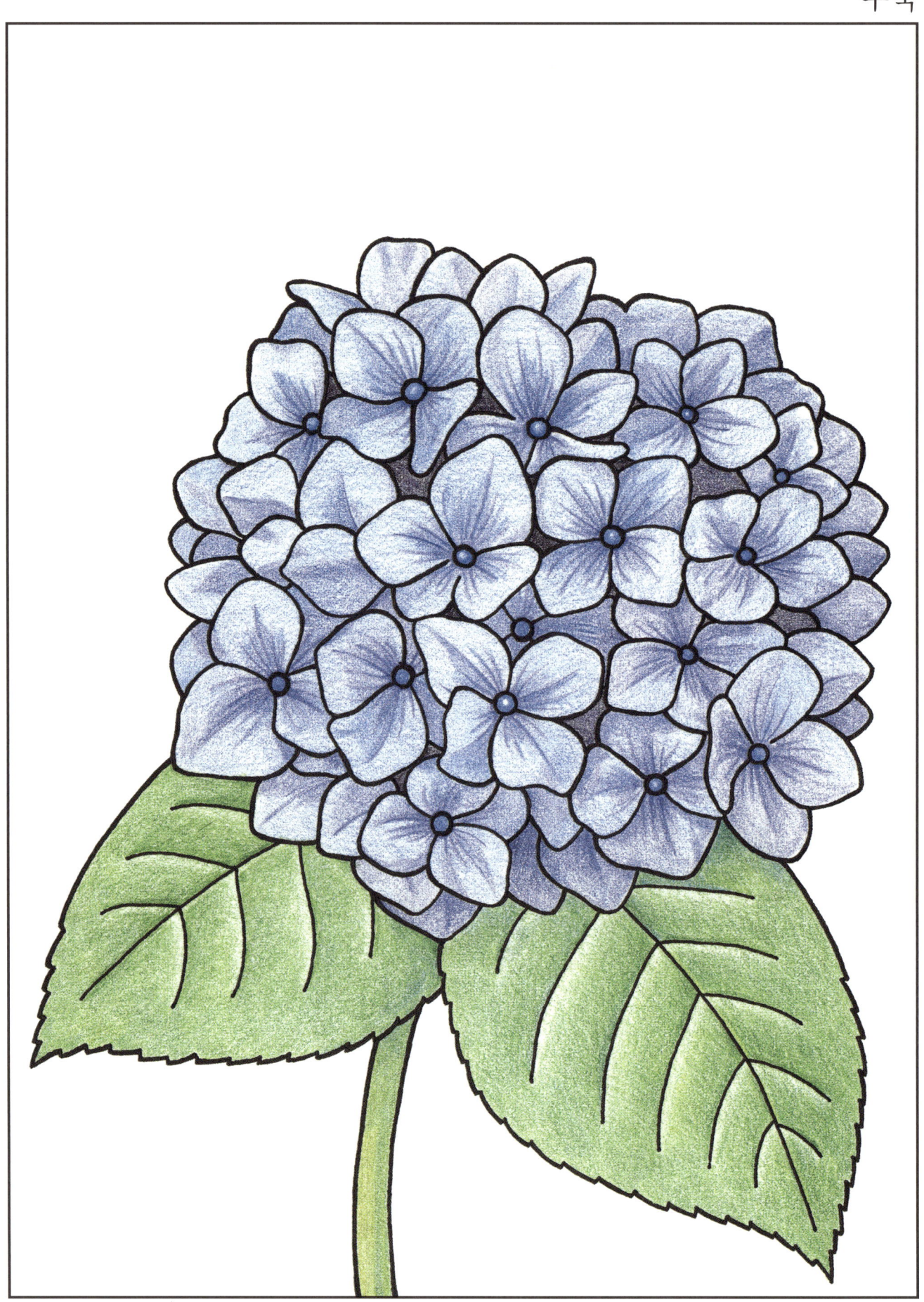

수국 (엽서용)

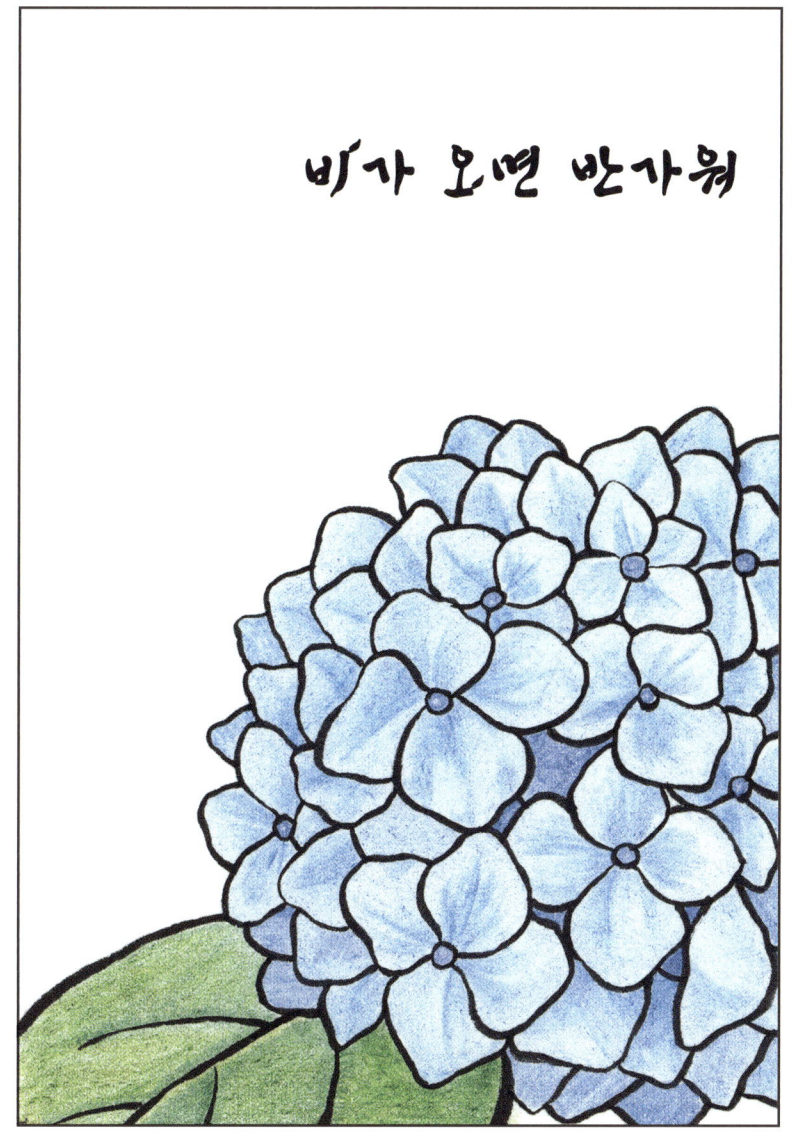

비가 오면 반가워

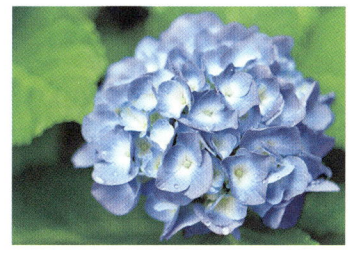

수국
일본이 원산지로, 특이하게도 꽃이 피기 시작하면 색상이 변한다. 흰색이었다가 하늘색으로, 나중엔 자색으로 바뀐다. 꽃과 잎, 뿌리가 약재로 사용된다.
개화 시기:6월~7월

원추리

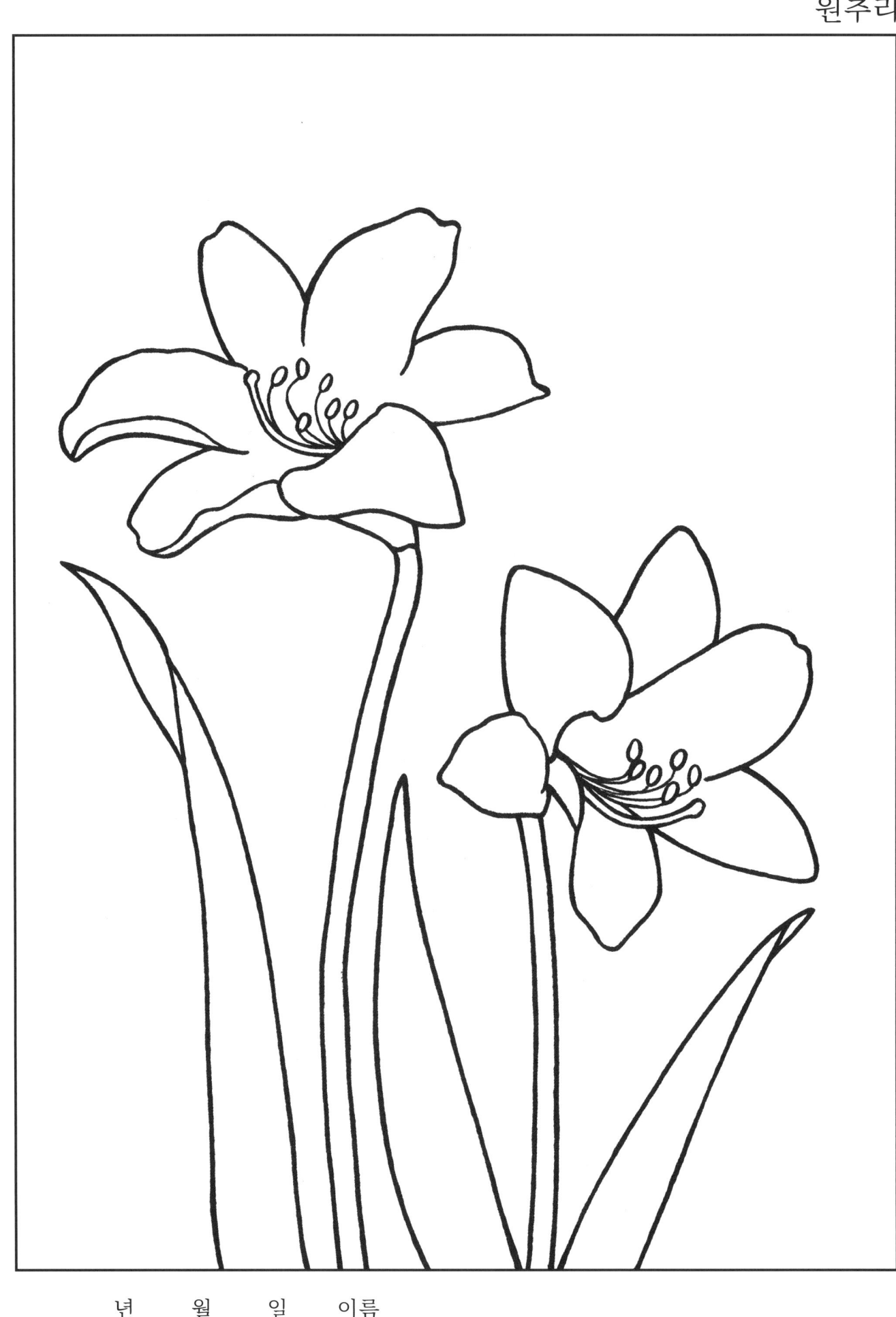

년   월   일   이름

원추리 (엽서용)

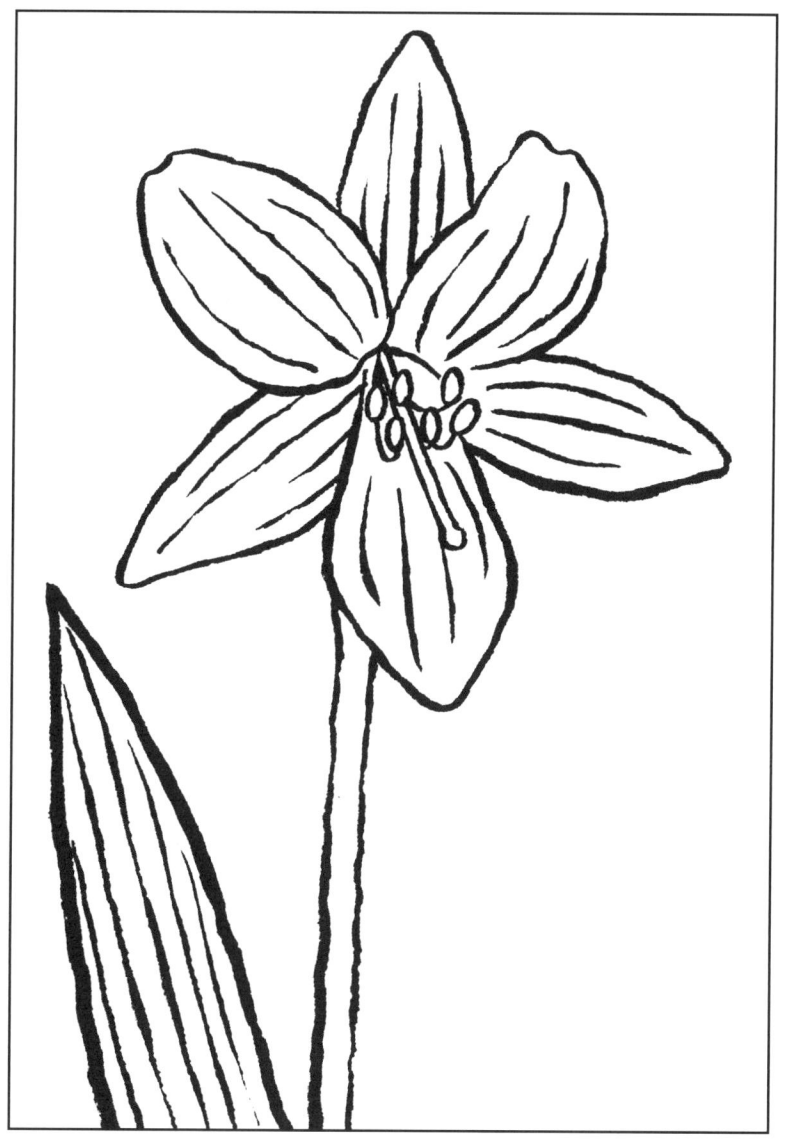

_____ 년   월   일   이름 _____

원추리

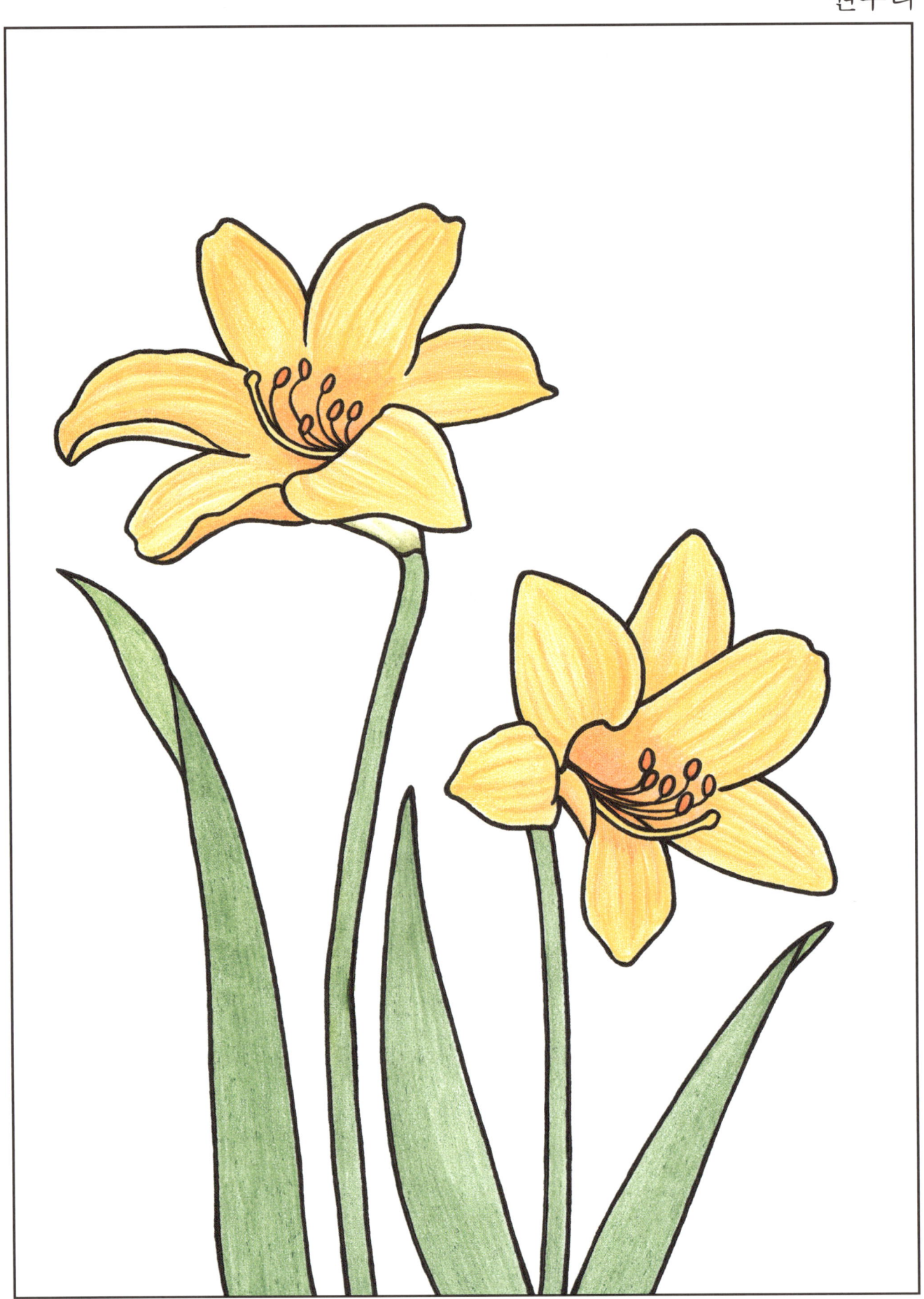

원추리 (엽서용)

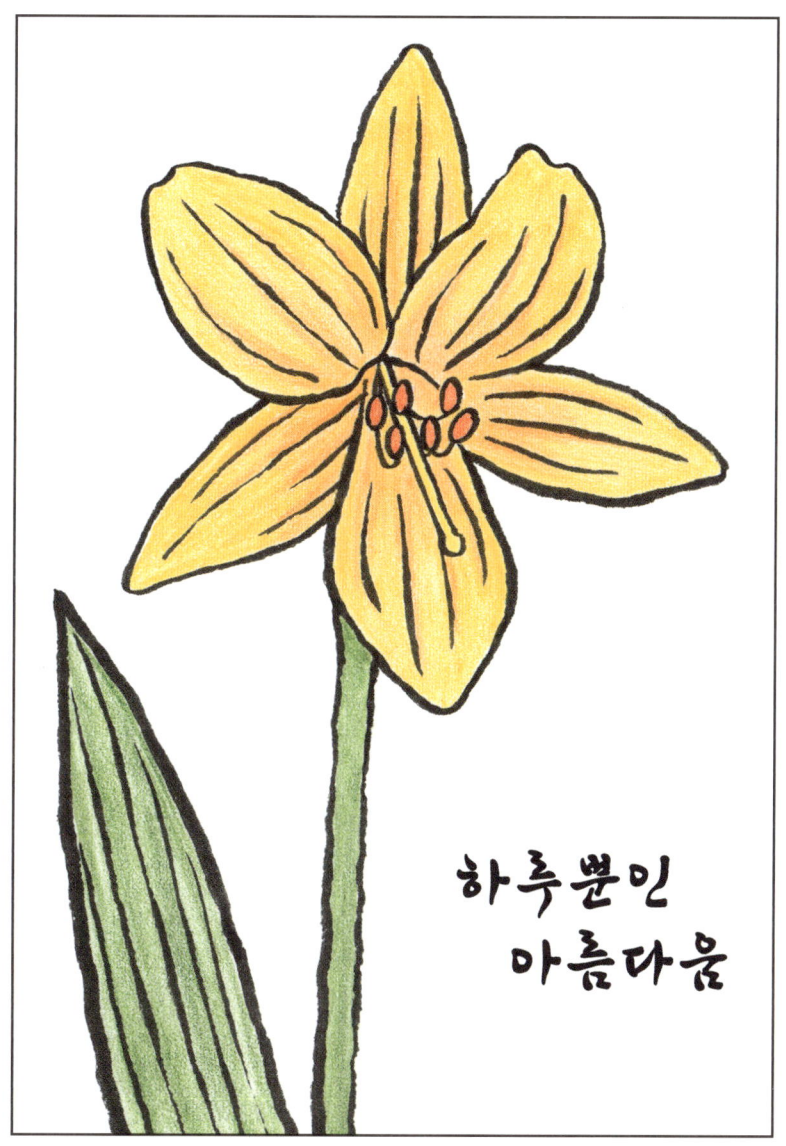

하루뿐인
아름다움

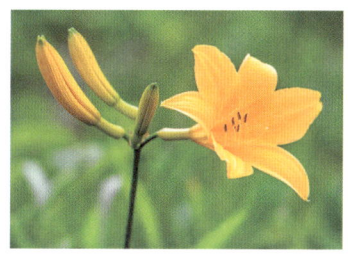

원추리
꽃 피는 것이 하루뿐이라 아침에 개화하면 저녁엔 져버리고 만다. 군집하여 일제히 피기 때문에 만개 시엔 매우 장관이다. 일본 닛코 지역에 많이 있기 때문에 닛코키스게라고도 불린다. 백합과에 속한다.
개화 시기:7월~9월

나팔꽃

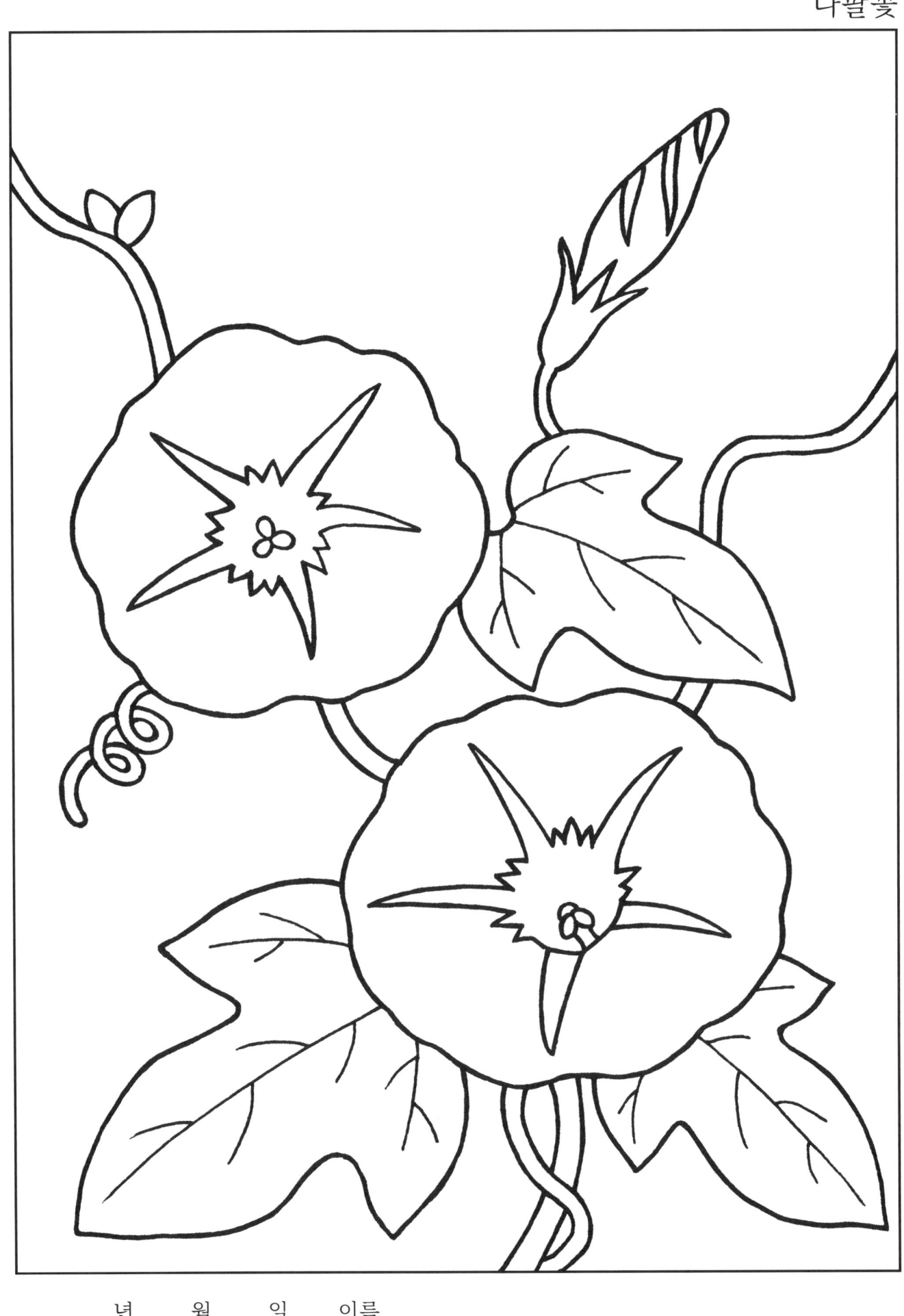

년 월 일   이름

나팔꽃 (엽서용)

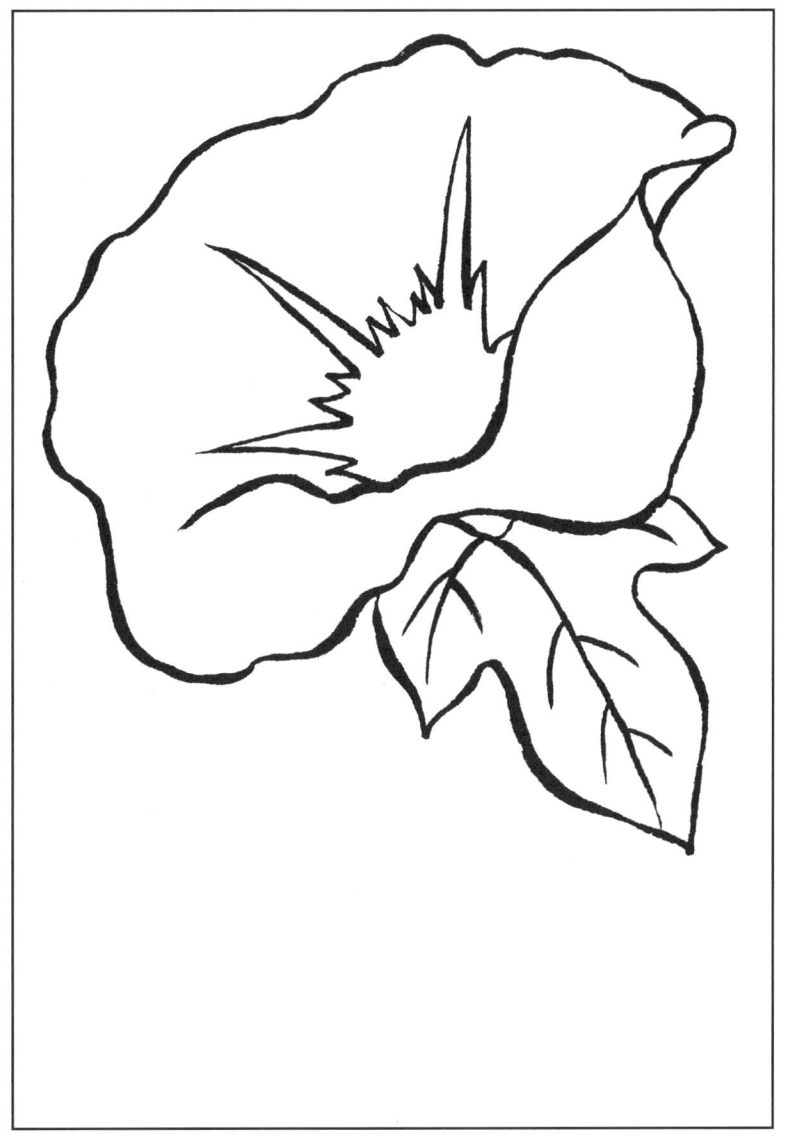

년   월   일   이름

나팔꽃

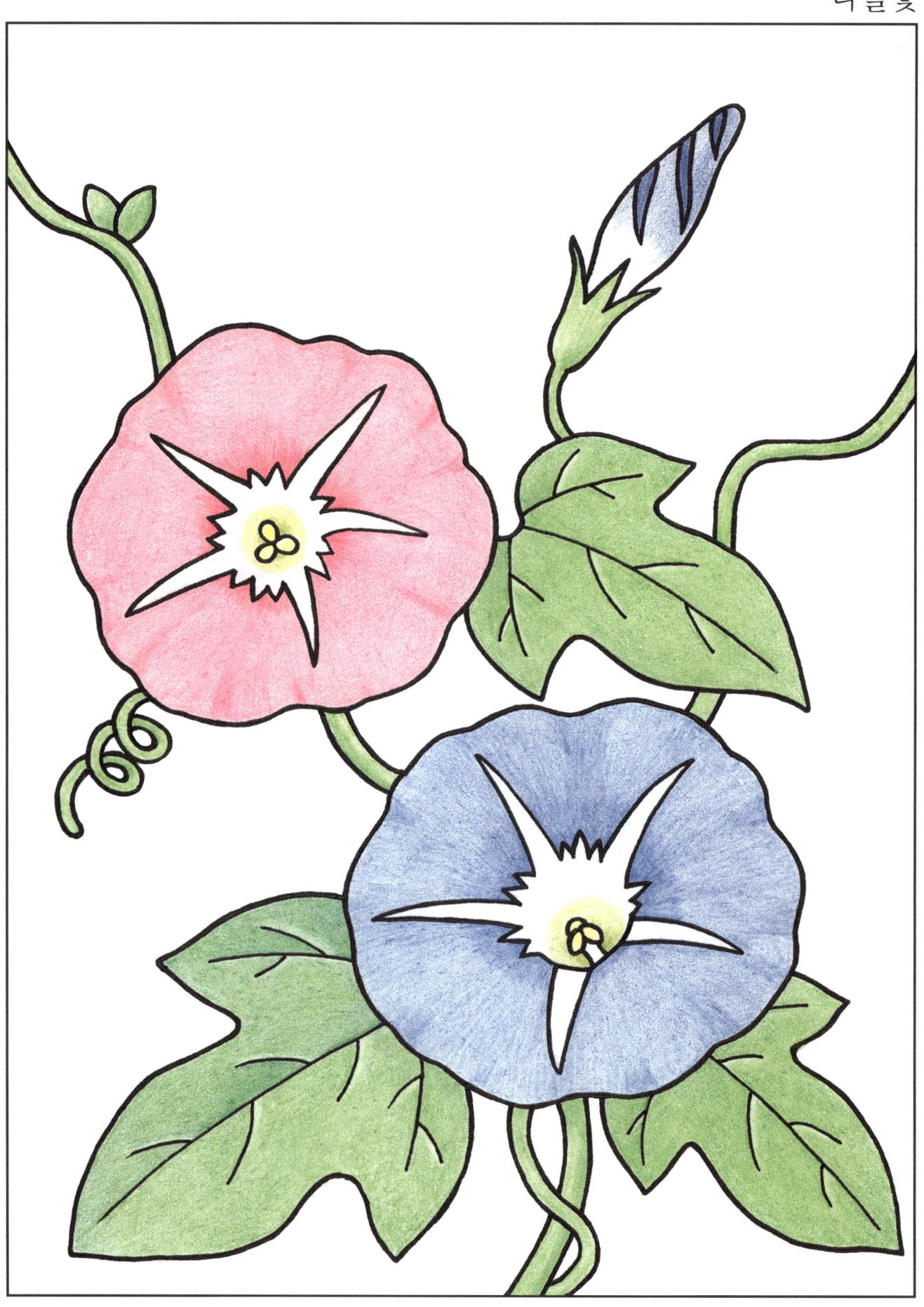

나팔꽃 (엽서용)

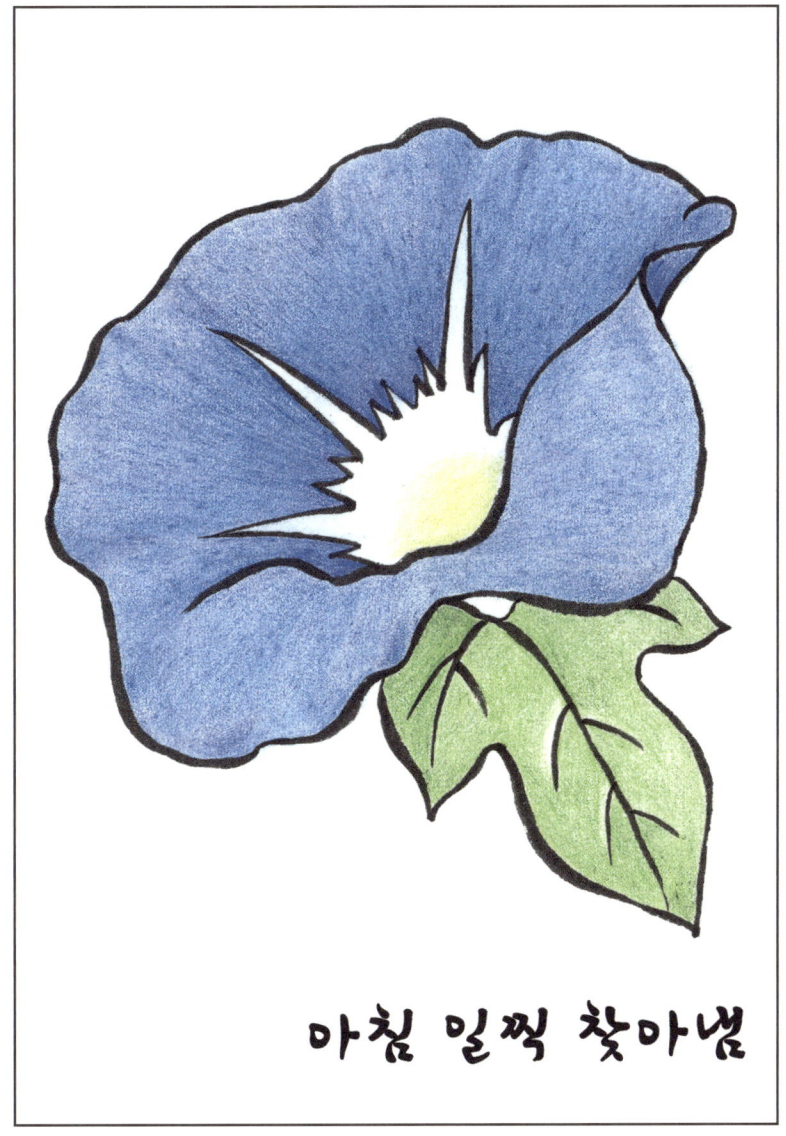

아침 일찍 찾아냄

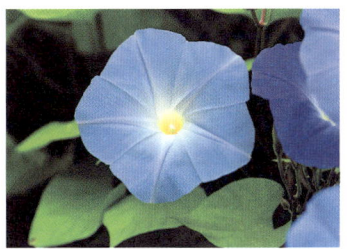

나팔꽃
아침 일찍 핀다. 나팔꽃과 비슷한 것이 메꽃인데 이것은 대낮에 핀다. 방광염, 복수, 이뇨작용에 효과가 있다. 씨앗은 변비 치료에 쓰인다.
개화 시기: 7월~9월

해바라기

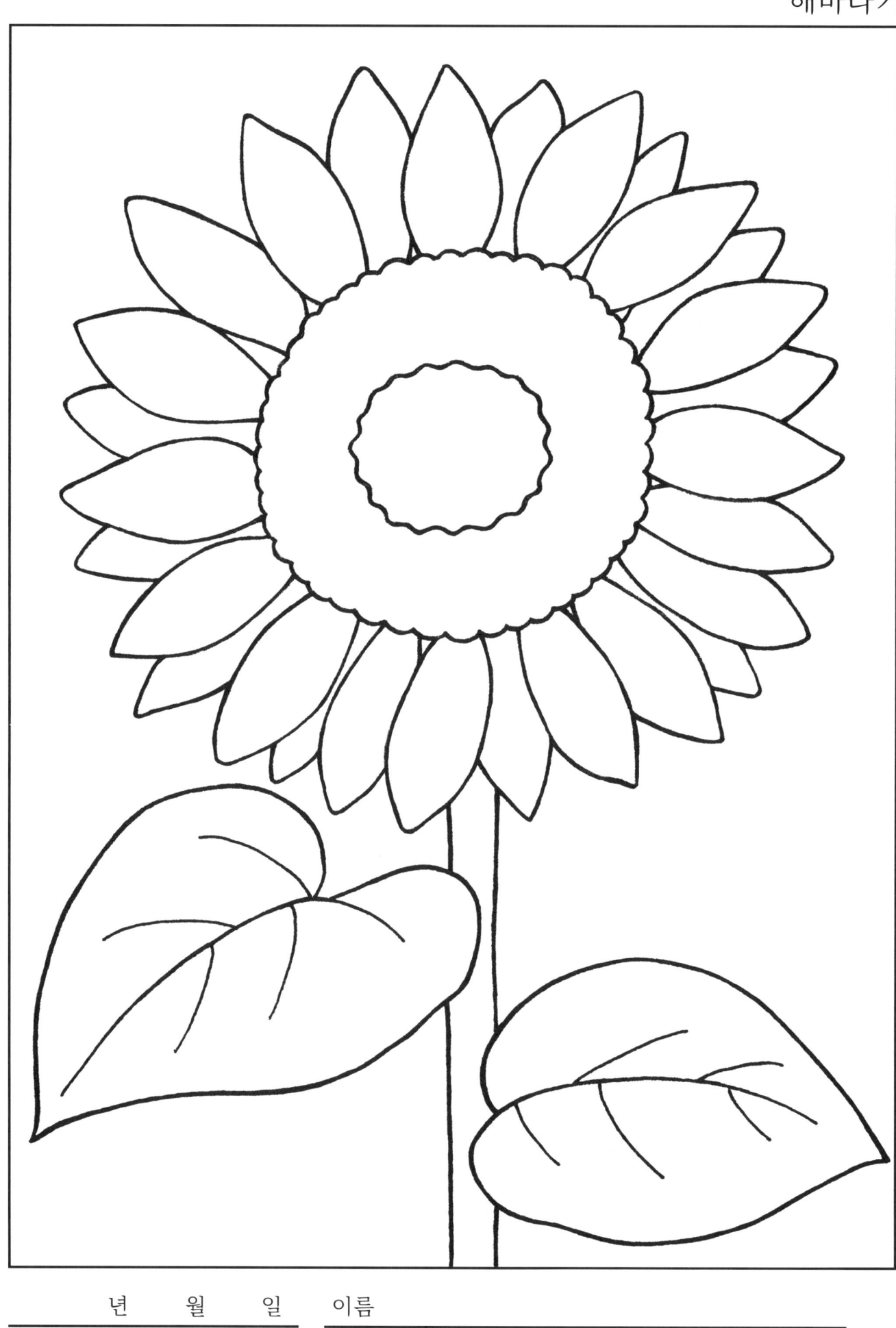

년   월   일   이름

해바라기 (엽서용)

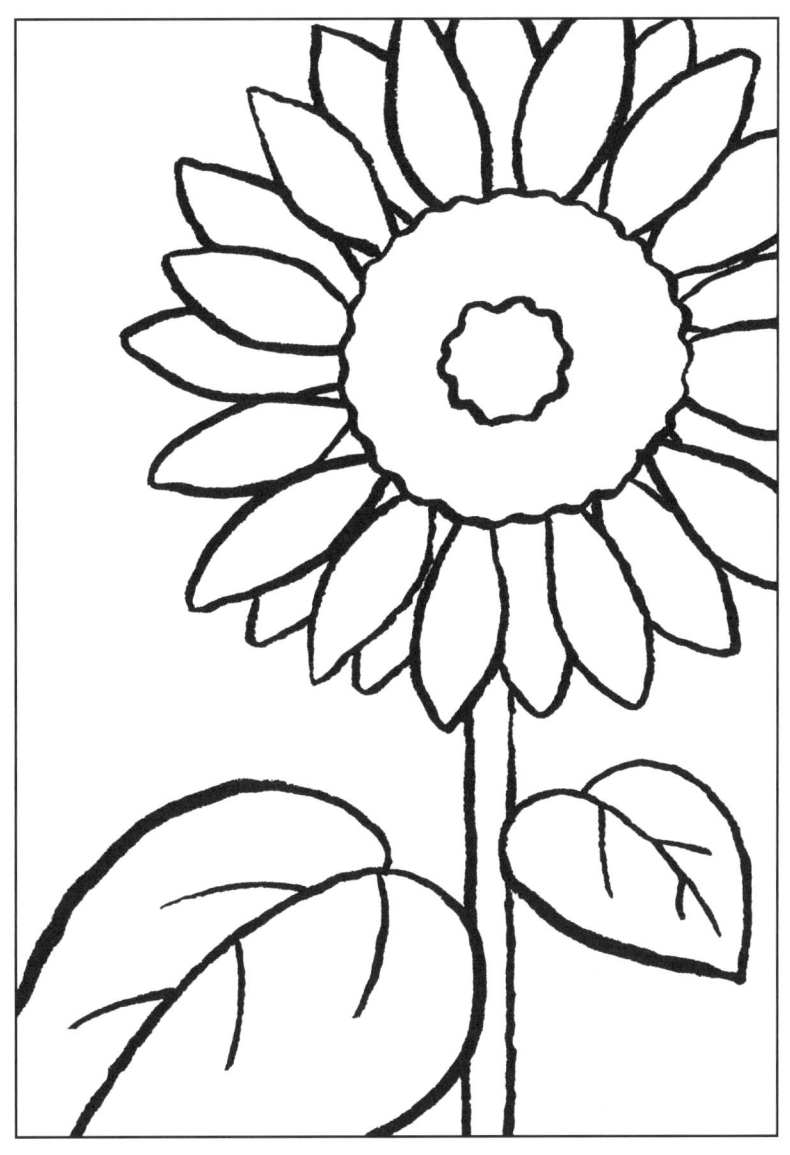

년   월   일   이름

해바라기

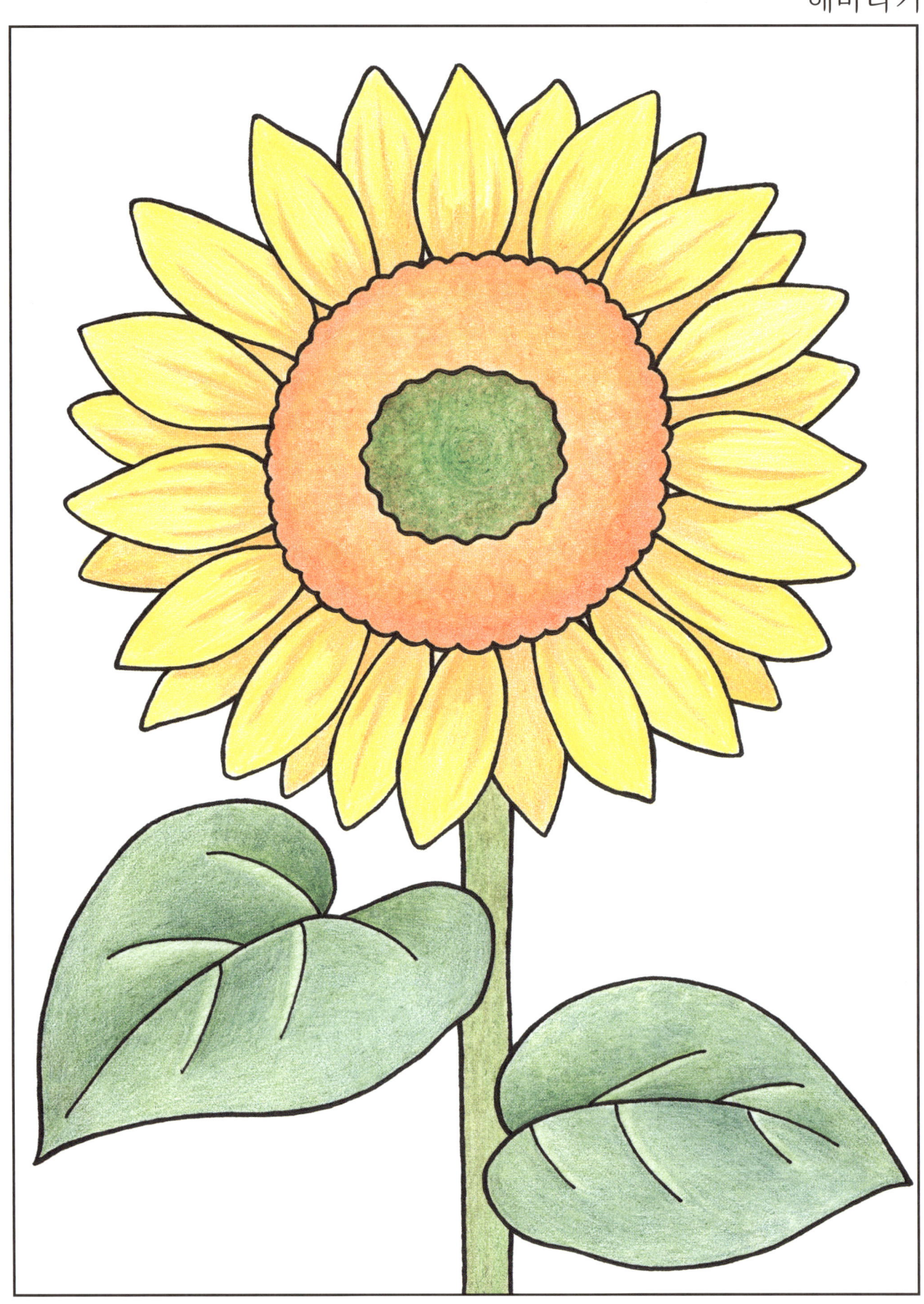

해바라기 (엽서용)

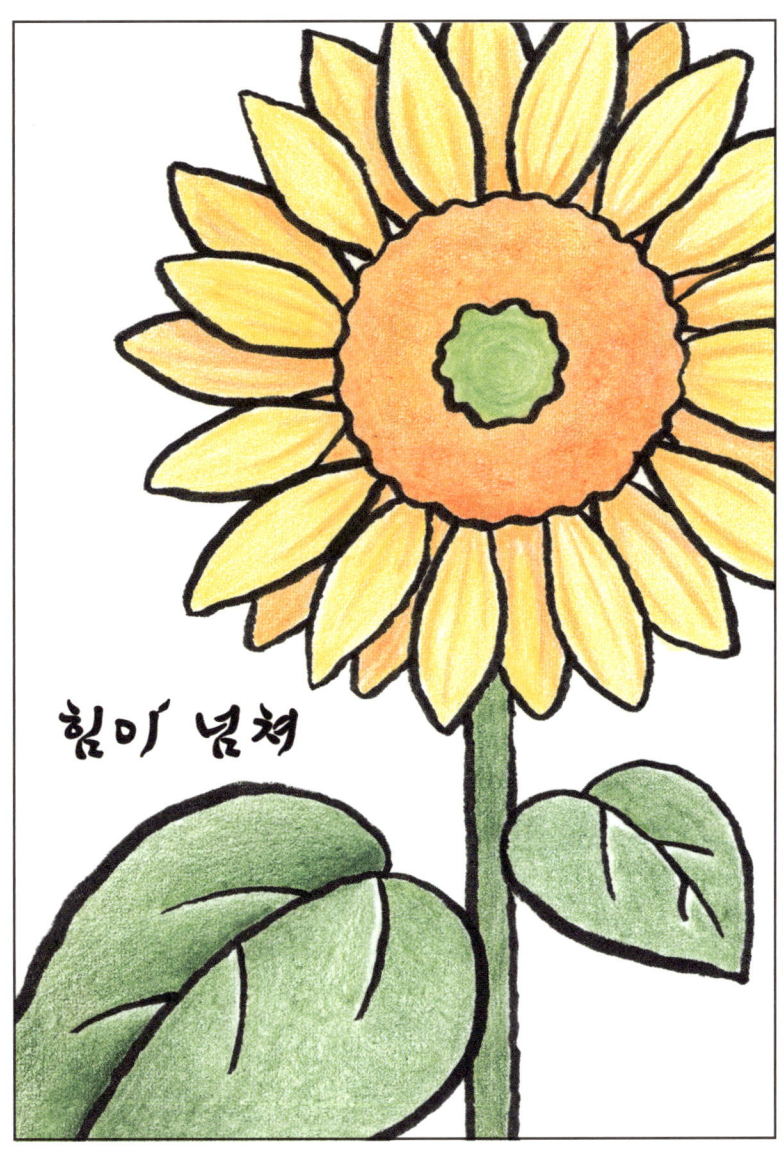

힘이 넘쳐

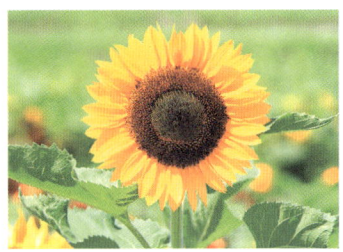

해바라기
여름을 상징하는 꽃으로 해를 따라 돈다고 해바라기라는 이름이 붙었다. 씨앗으로는 식용 기름을 채취하고 줄기는 약재로 사용된다.
개화 시기:7월~9월

그림엽서를 마음대로 그려보세요!

↓엽서 크기입니다.

모티브는 일상생활 안에 있습니다

· 계절을 알리는 꽃이나 새
· 행사에 관련된 풍물시
· 식탁의 풍경
· 여행의 추억 ……

주변의 사물에 눈을 돌려 마음이 가는 곳에서 그림엽서 세상이 시작됩니다. 감사하는 마음이나 기쁜 소식, 격려하는 마음, 일상적인 일들, 그림으로 말과 그때의 기분을 더해서 보내 보세요.

이 책에서 소개한 그림엽서입니다

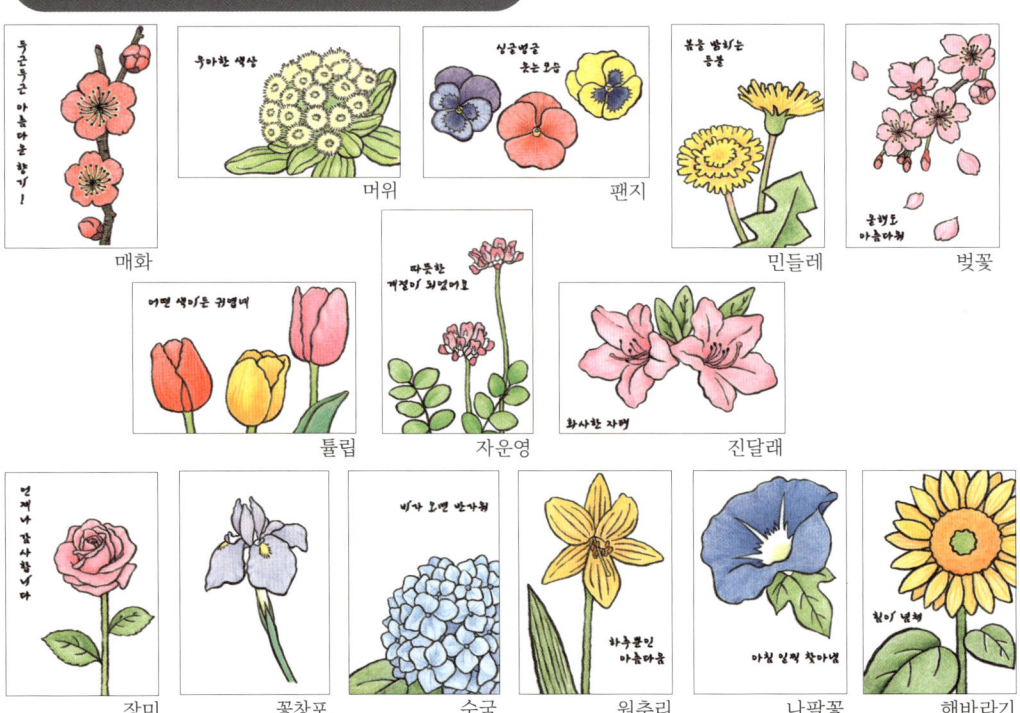

숫자는 월에 맞춰 적어 주세요
이 책의 그림엽서를 붙여도 됩니다
그린 그림을 붙이고 달력을 만들어 보세요

_____월

일	월	화	수	목	금	토

쉬운 색칠 그림
봄 · 여름 꽃 편

초판 2쇄 발행 | 2023년 8월 14일

지은이 | 시노하라 키쿠노리(篠原菊紀)
디자인 | 최경은
제 작 | 선경프린테크
펴낸곳 | Vitamin Book
펴낸이 | 박영진

등 록 | 제318-2004-00072호
주 소 | 07251 서울특별시 영등포구 영신로 40길 18 윤성빌딩 405호
전 화 | 02) 2677-1064
팩 스 | 02) 2677-1026
이메일 | vitaminbooks@naver.com

© 2022 Vitamin Book
ISBN 979-11-89952-71-6 (14650)
      979-11-89952-70-9 (세트)

잘못 만들어진 책은 바꿔 드립니다.

어르신 레크레이션 북 시리즈

뇌 훈련·간병 예방에 도움되는
쉬운 색칠 그림

색칠하기 쉬운! 심플한 그림!

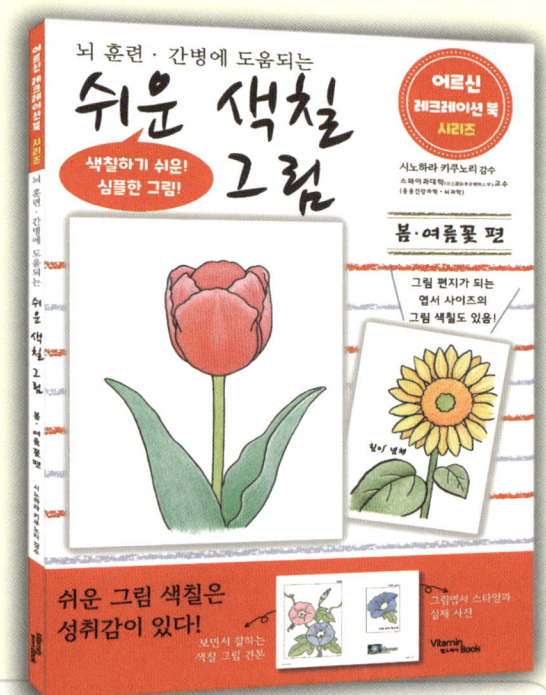

❶ 봄·여름 꽃 편

1 봄·여름 꽃 편
매화·튤립·진달래 등 마음에 드는 그림을 골라 색칠을 해 보세요.

2 가을·겨울 꽃 편
도라지·코스모스·동백·수선화 등 가을·겨울 꽃이 색칠을 하면 그대로 그림엽서가 됩니다.

3 야채 편
토마토·피망·가지·단호박 등 야채의 특징과 효능, 읽을거리들을 사진과 함께 첨부했고, 많이 출하되는 시기도 소개했습니다.

4 봄에서 여름을 수놓는 꽃 편
벚꽃·장미·해바라기 등 봄·여름 개화 순서로 나열되어 처음부터 색칠해도 좋아요.

5 과일 편
딸기·매실·바나나·수박 등 제철 순서로 나열했고, 맛있는 계절도 소개했습니다.

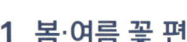
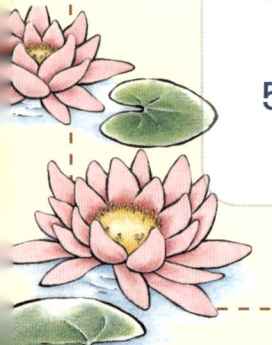
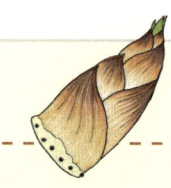
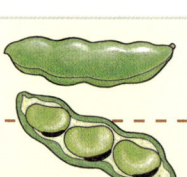
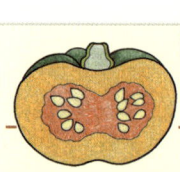
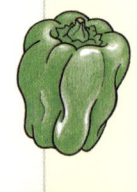

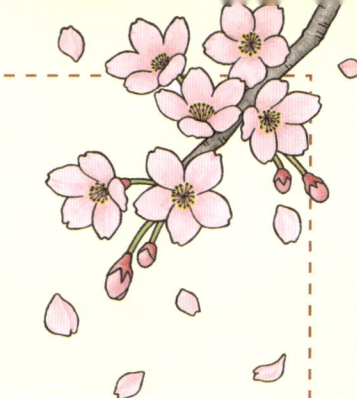
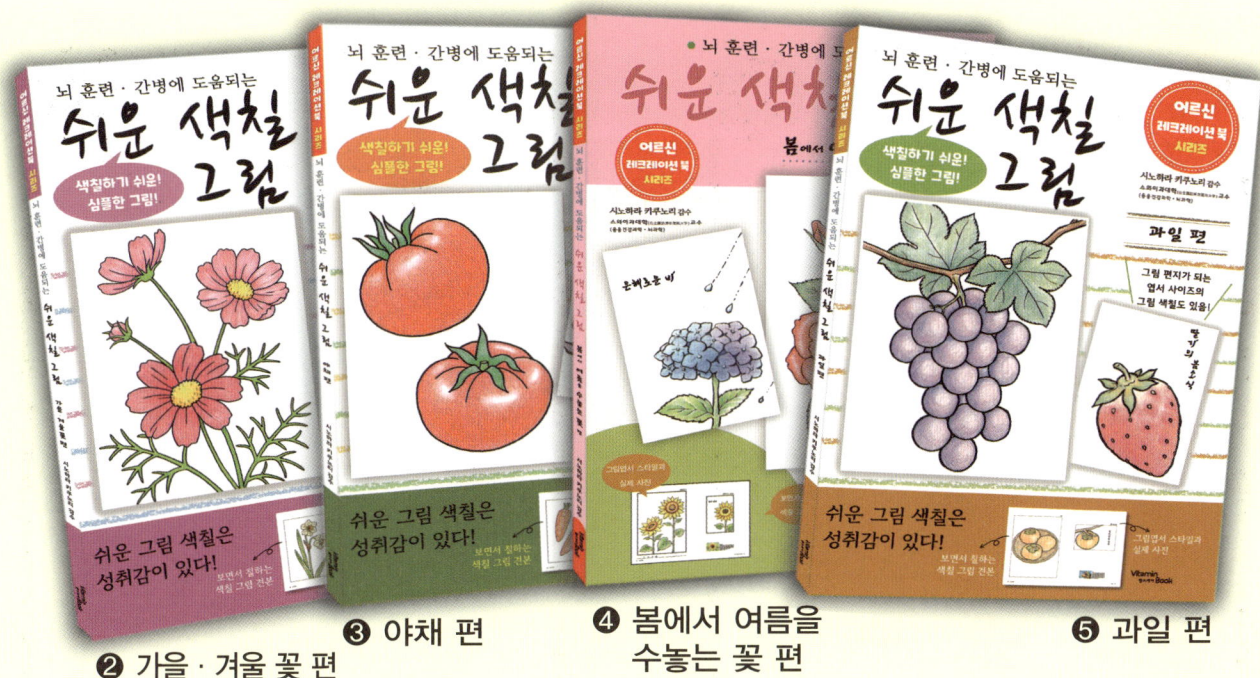

❷ 가을·겨울 꽃 편   ❸ 야채 편   ❹ 봄에서 여름을 수놓는 꽃 편   ❺ 과일 편

이 책의 특징

그림 색칠하기
　복사해 사용하면 여러 번 사용할 수 있습니다. 완성한 날짜와 이름을 적어놓으면 기념이 됩니다.

그림엽서 색칠하기
　색칠을 하면 그대로 그림엽서가 되는 사이즈입니다. 짧은 글을 적어 봅시다.

사진과 특징
　해설과 사진을 첨부했고 꽃·야채·과일의 특징과 개화 시기, 읽을거리가 있어서 더욱 즐겁게 색칠할 수 있습니다.

채색 견본
　견본을 보면서 똑같이 색칠해 봅시다. 물론 자기만의 색깔로 칠해도 됩니다.
　손쉽게 세밀한 부분도 칠하기 위해서 색연필을 권합니다. 이 책에서는 24색 색연필을 사용했습니다. 여러 가지 도구로 색칠하는 방법을 즐겨보십시오.

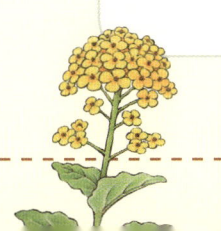 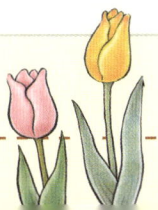 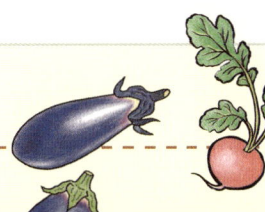 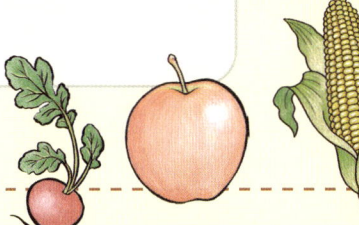

어르신 레크레이션 북 시리즈

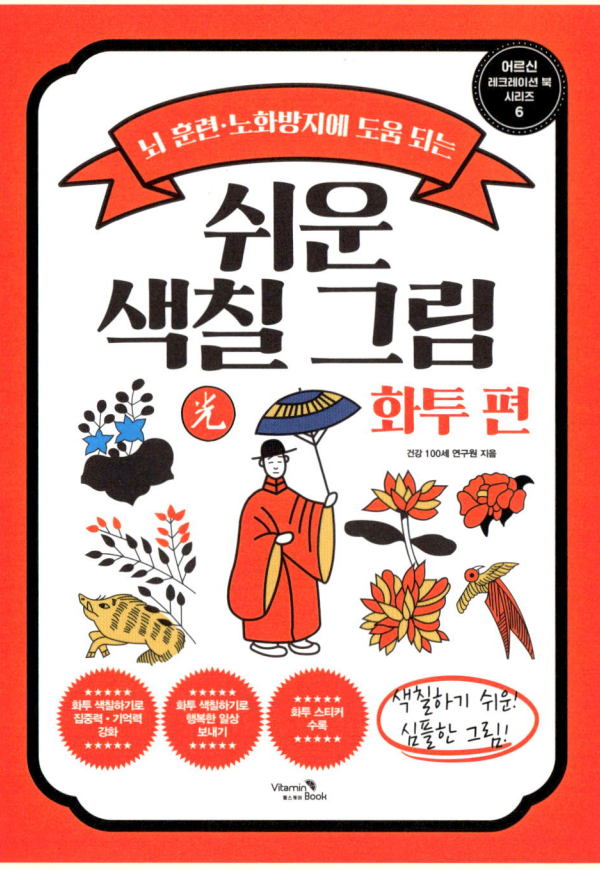

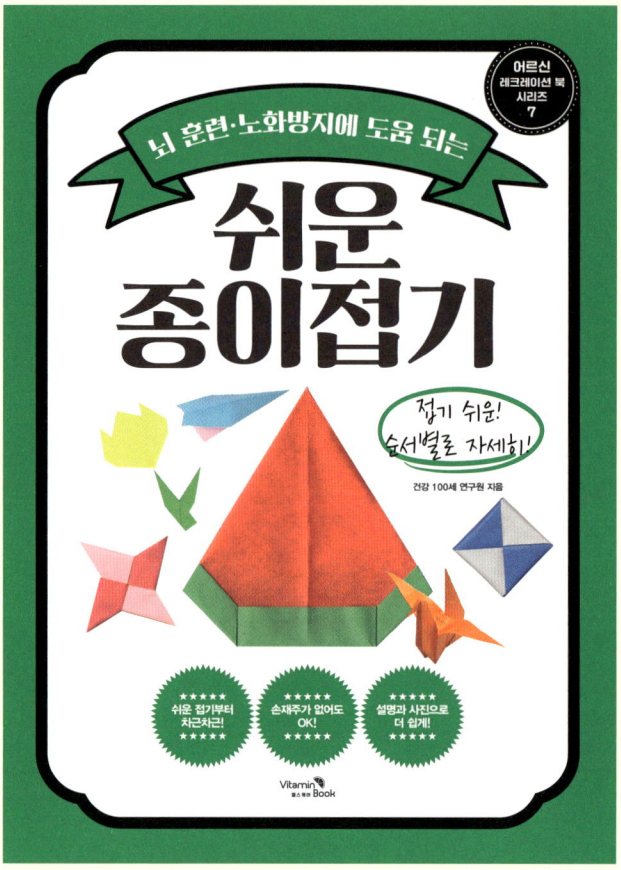

화투는 1월부터 12월까지 1년 열두 달에 해당하는 그림이 각각 4장씩 48장으로 구성되어 있는데 이 책에서는 여러 가지 색상으로 칠할 수 있는 그림을 골라 실었습니다.

1월 송학松鶴, 2월 매조梅鳥, 3월 벚꽃, 4월 흑싸리, 5월 난초蘭草, 6월 모란, 7월 홍싸리, 8월 공산空山, 9월 국진, 10월 단풍, 11월 오동, 12월 비 등

쉽고 간단한 접기를 시작으로, 어렸을 때 한번쯤 접어 보았음직한 것들을 위주로 구성.

너무 어려운 것은 제외하고 간단한 접기에서부터 중간 단계의 것을 모아, 접는 방법을 자세히 설명.
헷갈리기 쉽고 어려운 부분은 사진으로 한번 더 설명했으니 서두르지 말고 설명에 따라 정확하게 접어 보세요.

이 책의 특징

화투 그림의 의미
1월부터 12월까지 월별로 각 그림에 담긴 의미를 자세히 설명.

화투 그림 색칠 순서
처음부터 색칠해도 좋고 마음에 드는 그림을 골라 색칠해도 좋습니다.

화투 스티커 붙이기
화투 그림의 전체 모양을 생각하며, 각 스티커의 모양과 색깔을 유추해내고 순서에 맞게 붙입니다.

어르신 레크레이션 북 시리즈

계속 출간됩니다~ ♥

쉬운 색칠 그림⑥ 화투 편
화투는 1월부터 12월까지 1년 12달 각 달에 해당하는 그림이 각각 4장씩 48장으로 구성되어 있습니다. 이 책에서는 여러 가지 색상으로 칠할 수 있는 그림을 골라 실었습니다. 견본을 보고 똑같이 색칠하거나 자기만의 색깔로 칠해 보세요.

쉬운 종이접기
쉽고 가장 간단한 접기를 시작으로, 너무 어려운 것은 제외하고 중간 단계의 접기까지를 모아, 접는 방법을 자세히 설명하고 있습니다.

어른을 위한 스도쿠 초급 편, 중급 편
스도쿠 입문자들을 위해 문제를 푸는 방법을 친절하고 자세히 설명했고, 풀기 쉬운 초급부터 중급까지 수록했습니다. 스도쿠는 집중력과 기억력 향상에 좋습니다.

어른을 위한 미로 찾기 출간 예정
큰 판형으로 시원하게, 다양하고 알찬 주제로 재미있게, 미로 찾기로 두뇌를 자극하면 집중력과 인지력이 향상됩니다.

어른을 위한 가로세로 낱말 퍼즐 ① ② 출간 예정
십자 말 퀴즈를 많이 규칙적으로 풀어보면 기억력 저하 방지 효과가 있으며, 상식과 어휘 실력도 기를 수 있습니다.

초성 게임 출간 예정
초성게임이란 정답의 자음만 알려주고 맞혀보는 퀴즈를 말합니다. 한자 사자성어, 속담도 배우고 익히며 인생의 지혜도 맛볼 수 있습니다.

쉬운 한자 퍼즐 출간 예정
실생활에서 많이 사용하는 한자 200여 단어를 퍼즐 형식으로 수록. 퀴즈를 풀다보면 두뇌 회전은 물론 어휘, 우리말 맞춤법도 정확해지는 효과를 얻을 수 있습니다.

숨은 그림 찾기 출간 예정
놀이로 시작하여, 흥미를 가질 수 있도록 쉬운 것부터 점점 어려운 것으로 난이도를 조절하였으며 집중력과 관찰력을 키웁니다.

다른 그림 찾기 출간 예정
똑같아 보이지만 어딘가 다른, 그림을 자세히 관찰하고 꼼꼼하게 다른 부분을 찾다 보면 관찰력, 변별력, 집중력을 높여줍니다.

비타민북은 독자 여러분의 투고를 기다립니다.